MensSana

Über den Autor:
Joachim Bernd Vollmer, geb. 1955, absolvierte ein Studium der Naturwissenschaften, bevor er 1981 den Beruf des Heilpraktikers ergriff. Nach einem schweren Unfall musste er sich aus seiner beruflichen Tätigkeit zurückziehen. Der Autor verfügt über fundierte Kenntnisse der menschlichen Gesundheit und einen breiten Erfahrungsschatz. Er hat bereits mehrere Bücher veröffentlicht.

Joachim Bernd Vollmer

Gesunder Darm, gesundes Leben

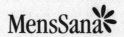

Besuchen Sie uns im Internet: www.droemer-knaur.de
Alle Titel aus dem Bereich MensSana finden Sie im Internet unter:
www.mens-sana.de

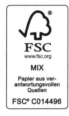

Originalausgabe Juli 2010
Copyright © 2010 Knaur Taschenbuch.
Ein Unternehmen der Droemerschen Verlagsanstalt
Th. Knaur Nachf. GmbH & Co. KG, München
Alle Rechte vorbehalten. Das Werk darf – auch teilweise –
nur mit Genehmigung des Verlags wiedergegeben werden.
Redaktion: Ralf Lay
Illustrationen: Gisela Rüger
Umschlaggestaltung: ZERO Werbeagentur, München
Umschlagabbildung: FinePic®, München
Satz: Adobe InDesign im Verlag
Druck und Bindung: GGP Media GmbH, Pößneck
Printed in Germany
ISBN 978-3-426-87447-9

Inhalt

Einleitung 9
  Gesundheit, eine Aufgabe fürs Leben 9
  Moderne Seuchen sind chronisch 13

Stationen einer Reise:
Vom Kauen bis zum »Stoffwechselendprodukt« 18

Wohlstandsgesellschaft und Verdauung 30
  Verstopfung 30
  Pilze 35
  Quantität ist nicht gleich Qualität 39
  Übergewicht und die Folgen 43
  Auf dem Weg zu einer regelmäßigen Verdauung 47

Tarnen und täuschen:
Unsere Lebensmittel »lügen« 53
  Glutamat und das »Chinarestaurant-Syndrom« 54
  Die Küche der Chemie 57
  Die Invasion der Gentechnik 63
  Über den Tod hinaus 70
  Nur die Dosis macht das Gift 73

Nahrungsmittel als Heilmittel,
Heilmittel als Nahrungsmittel (I) 77
  Nahrung auf Rezept? 77
  Die Ballaststoffsaga 80

Fleisch oder Pflanze? 85
Mutter- vs. Kuhmilch 87
Verschiedene Bäuche, verschiedene Gase 93
Was die Deutschen am liebsten essen 99
Haysche Trennkost 101
Vorlieben und Abneigungen
über die Generationen hinweg 102

Darm und Psyche 105

Die ABC-Diät 106
Die Mutter-Kind-Beziehung 109
»Seele« und Arbeit 114
Glück als »Produkt« der Sichtweise 121
Der Mensch ist keine Maschine 124
Weitere seelische Faktoren 126

Darm, Glück und Schönheit 129

Darm, Haut und Körpergeruch 130
Das »Darmhirn«, Ableger unseres Gehirns 132

Die Darmflora 136

Probiotika und ihr Problem 136
Die wichtigste »Schluckimpfung« 138
Die Organisation der Bakterien 140
Der Wurmfortsatz: »Back-up« unserer Darmflora 144

Der ganz normale Wahnsinn 146

Nahrungsergänzungsmittel 146
Schweinshaxe vs. Müsli 150

Fasten 155
»Urlaub« für die Organe? 155
Der beste Zeitraum 159
Fasten vs. Diäten 161
Fasten als Lösungsweg? 162

Colon-Hydro-Therapie und Darmsanierung 166
Mehr als ein Klistier 168
Zweck und Wirkungsweise 171

Der Versuch einer gesunden Lebensmittelorientierung ... 173
Säure- und basenhaltige Nahrungsmittel 173
Unsere Säure-Basen-Bilanz 178
Vollwerternährung 179
Aufbaukost 182
Die Darmbrückenernährung 185
Die passenden Getränke 189
Das Abspeckprogramm 193

Nahrungsmittel als Heilmittel, Heilmittel als Nahrungsmittel (II) 197
Äpfel 198
Honig 203
Knoblauch 207
Küchenzwiebeln 208
Reis 213
Kartoffeln 216
Gemüse 219
Hülsenfrüchte 228
Kern- und Steinobst 230
Beerenobst 235

Zitrusfrüchte 239
Nüsse 242
Pflanzliche Vitamin- und Mineralstoffquellen 242
Lebensmittel mit einer günstigen Wirkung auf
Magen und Darm 246
Krankheiten, die über Nahrung günstig
beeinflusst werden 247

Ausklang 253

Register 254

Einleitung

Gesundheit, eine Aufgabe fürs Leben

So verschieden wir auch sein mögen, eines ist uns allen gemeinsam: der Wunsch nach immerwährender Gesundheit. Verbinden wir doch mit diesem Begriff Lebensfreude, Leistungsstärke und ein erfülltes Leben. Solange wir gesund sind, nehmen wir das als selbstverständlich hin; erst eine Erkrankung macht uns bewusst, wie leicht dieser Zustand aus dem Gleichgewicht geraten kann. Dass Gesundheit, richtig verstanden, allerdings zu einer lebenslangen Aufgabe wird, macht man sich nur selten klar. Der griechische Philosoph Platon (428–348 v. Chr.) muss sich seine Gedanken darüber gemacht haben, als er es scherzhafterweise so ausdrückte: »Die größte Behinderung des Lebens liegt darin, ständig auf seine Gesundheit achten zu müssen.« Für ihn schien es sich auf jeden Fall gelohnt zu haben, denn er starb für damalige Verhältnisse hochbetagt mit achtzig Jahren, und er hielt noch bis ein paar Tage vor seinem Tod Vorträge.

Im krassen Gegensatz hierzu haben sich die meisten unserer Zeitgenossen längst daran gewöhnt, die Verantwortung für ihr körperliches und seelisches Wohl eher in die Hand eines »Spezialisten« zu legen, als selbst etwas dafür zu tun. Sei es, weil wir nicht mehr allzu viel von alten Hausmitteln oder Heilpflanzen wissen, sei es, weil wir unserer Intuition im Hinblick auf das, was unser Körper signalisiert, nicht mehr vertrauen. Vielleicht aber auch, weil wir Erkrankungen ungern mit eigenen Fehlern unserer Lebensweise in Verbindung bringen wollen, sondern sie als etwas betrachten, was uns vom Schicksal auferlegt wurde. Doch woran es auch liegen mag, von Pillen, Spritzen oder hochtechnisierten Geräten erwarten wir Heilung jedweder Beschwerden, und das möglichst rasch und ohne große Eigenleistung.

Dass dies nicht immer funktioniert, hat fast jeder schon erlebt. Vielleicht in der Form, dass die so behandelten Beschwerden zwar verschwanden, dafür aber bald ein anderes Leiden auftauchte oder sich die alten Symptome erneut einstellten. Vielleicht haben wir aber auch selbst von der einen oder anderen medizinischen Behandlung Abstand genommen, weil uns die möglichen Nebenwirkungen größer als die potenziellen Heilwirkungen erschienen oder einfach nur das Vertrauen darein im Laufe der Zeit abhandengekommen war.

An diesem Punkt angelangt, sucht so mancher nach sanften und natürlichen Methoden gegen seine Beschwerden und trifft dabei zum Beispiel auf dieses Buch. Wie der Leser bald feststellen wird, begibt er sich damit auf eine Reise, auf der er nicht nur eine Fülle von interessanten Informationen findet, sondern im speziellen Fall vor allem dem Darm begegnet, dessen zentrale Rolle für unsere Gesundheit und dadurch nicht zuletzt auch uns selbst besser verstehen lernt.

Gesundheit ist kein statischer Zustand, sondern beständig vom Zusammenspiel verschiedener innerer und äußerer Faktoren abhängig. Alle wichtigen Körperfunktionen wie Atmung, Hormonhaushalt oder die Verarbeitung der Nahrung sind fließende Systeme, Regelkreise, die sinnvoll und ohne unser Zutun arbeiten und sich auf die verschiedenen Zustände des Körpers einstellen. Fieber ist eine zweckmäßige Erscheinungsform innerhalb solch eines Regelkreises, wird aber oft fälschlicherweise als Erkrankung bekämpft. Körperliche Gesundheit bedeutet also ein reibungsloses Miteinander dieser Funktionen und vor allem die Fähigkeit, Heilungsprozesse in Gang zu setzen und zu vollenden.

Allerdings sorgen Viren, Bakterien, die Umweltverschmutzung, Elektrosmog, chemische Einflüsse und noch viel mehr dafür, dass ein reibungsloser Ablauf dieser Regelkreise manchmal empfindlich gestört werden kann. Kommt dann eigene Unvernunft durch Bewegungsmangel, Zigaretten und Alkohol mit dazu, fehlt nur noch der sprichwörtliche »Tropfen«, der das Fass zum Überlaufen bringt.

Schon der Ärztevater Hippokrates (460–377 v. Chr.) hatte das ganz im Sinne der Naturheilkunde erkannt, als er sprach: »Krankheiten befallen uns nicht aus heiterem Himmel, sondern entwickeln sich aus den täglichen Sünden wider die Natur. Wenn sie sich gehäuft haben, brechen sie unversehens hervor.« Eine Grippe beispielsweise erwischt uns also besonders leicht, wenn wir ohnehin schon angeschlagen sind, sei es durch psychische Belastungen oder durch Raubbau am eigenen Körper.

Irgendwann einmal kommt schließlich der Punkt, an dem wir ganz genau spüren, dass wir etwas dagegen unternehmen müssten. Aber was hält dann so viele von gesunder Ernährung ab, von Bewegung an frischer Luft oder dem Aufgeben von Süchten? Könnten wir bei Stress anstatt der beruhigenden, aber die Leber belastenden Pille nicht vielleicht autogenes Training, Yoga oder einen Spaziergang machen? Muss ein schlechter Kreislauf unbedingt mit chemischen Mitteln oder Kaffee aufgeputscht werden, anstatt ihn durch Wechselduschen, Trockenbürsten und anregende Kräutertees in Schwung zu bringen? Auch eine Erkältung braucht sicher in den seltensten Fällen ein Antibiotikum, das die für unser Immunsystem so wichtige Darmflora zerstört, sondern lässt sich mit bewährten Hausmitteln locker kurieren, ganz ohne chemische Präparate und ohne Nebenwirkungen. Doch was ist mit den ererbten Schwachstellen, auf die sich manch einer so gern beruft? Auch sie sind nicht völlig unabwendbar und durchaus mit entsprechender Lebensführung beeinflussbar.

Einer Neigung zur Gallenblasenerkrankung ließe sich zum Beispiel entgegenwirken, indem man fettes Essen generell meidet, etwaiges Übergewicht abbaut, Leber wie auch Galle durch pflanzliche Wirkstoffe unterstützt und, was vielleicht genauso wichtig ist, durch Entspannungsübungen verhindert, dass jeder Ärger »auf die Galle schlägt«.

Gerade die Naturheilkunde hält eine Fülle von Heilmitteln bereit, die wir mit dem entsprechenden Wissen gefahrlos anwenden können. Heilpflanzen, Wasser-, Wärme- und Kältereize sind neben vielen anderen Möglichkeiten bewährte Maßnahmen, etwas für sich tun zu können, um die Selbstheilungskräfte wieder in Gang zu setzen und auch zu halten.

Doch nicht alle Umweltgifte müssen hingenommen werden. Es ist weitgehend möglich, sich vor Wohngiften, einem Zuviel an elektromagnetischen Einflüssen und einer großen Menge anderer Belastungen zu schützen, wenn man sich nur dafür interessiert und aktiv etwas dagegen unternimmt.

Niemand will und kann im Ernstfall auf chirurgische Eingriffe oder lebensrettende Maßnahmen der Notfall- und Intensivmedizin verzichten. Doch vermag sie trotz aller technischer und diagnostischer Möglichkeiten nicht, die Zunahme chronisch degenerativer Erkrankungen aufzuhalten, sondern sie kann entstandene Beschwerden höchstens lindern. Denn wenn die Ursachen nicht erkannt werden, muss jede noch so wohlgemeinte Behandlung der Symptome letztlich zu einem bleibenden Krankheitsbild führen. Eine Medizin, die den Menschen als zusammenhängendes Ganzes vernachlässigt und versucht, ihn lediglich als Summe austauschbarer Ersatzteile zu sehen, ist schon längst an ihre Grenzen gestoßen.

Die Folge ist, dass es immer mehr Patienten nach menschlicher Anteilnahme, nach Zuhören, Trost und echter Hilfe verlangt:

Faktoren, die für den Heilerfolg mindestens genauso wichtig sind wie die Behandlung selbst.

Die traditionelle Heilkunde hat im hippokratischen Sinne (»Zuerst das Wort, dann die Therapie, zum Schluss das Messer«) schon immer Körper, Seele und den Geist als Einheit in ihrem Behandlungskonzept berücksichtigt. Der therapeutische Ansatz basiert auf der Erkenntnis, dass der Organismus sich immer nur selbst heilen kann und demzufolge bestmöglich entlastet und unterstützt werden muss. Allen ganzheitlichen Verfahren ist diese Vorgehensweise gemeinsam. Sie bekämpfen und unterdrücken keine Krankheitssymptome, sondern versuchen, die Blockierungen des Organismus zu finden und aufzulösen, um das »Fließgleichgewicht« des Systems wiederherzustellen. Das braucht oft Zeit und erfordert die Mitarbeit des Patienten. Doch es kann ein doppelt erfolgreicher Weg werden, der zur Heilung der Erkrankung, aber auch zu den eigenen Stärken oder Schwächen führen kann. Letzten Endes dient alles zur Entwicklung eines Selbstverständnisses, das den Arzt nur noch im Notfall braucht.

Moderne Seuchen sind chronisch

Chronische Erkrankungen entstehen nicht von heute auf morgen (das griechische Wort *chrónos* heißt »Zeit«). Und man kann sie sich auf vielfältige Art erwerben. Zuerst treten meist kleine »Zipperlein« auf, die man kaum wahrnimmt. Verschwinden sie wieder, muss niemand sich sorgen. Kommen sie erneut verstärkt zurück oder wachsen sie sich aus, sollte etwas geschehen.

Nehmen wir das einfache Beispiel Verstopfung. Tritt sie nach einem üppigen Mahl auf, weiß wohl jeder, woher die Problematik kommt und dass sie sich nach ein, zwei Tagen von selbst wieder verzieht. Beginnt sie sich des Öfteren ohne ersichtlichen

Grund einzustellen, sieht es schon wieder anders aus. Jetzt ist Entscheidungsfreudigkeit gefragt. Der einfachste Weg ist der zur Apotheke, um ein Abführmittel zu besorgen. Wenn dadurch die Verstopfung aufgehoben wird und auch nach Absetzen des Medikaments nicht wieder auftritt, Schwamm drüber, dann war's das.

Stellt sich allerdings kurz nach Weglassen des Medikaments alles wieder wie vorher ein, gibt es zwei Möglichkeiten: Zum einen kann man natürlich das Mittel weiter nehmen. So lange, bis es die Wirkung verliert und man die nächsthöhere Stufe in der Medikamentenleiter nimmt. Das geht vielleicht ein paar Jahre gut, aber es wird der Zeitpunkt kommen, da die stärkste Dosis nicht mehr weiterhelfen wird oder Nebenwirkungen das ursprüngliche Problem in den Hintergrund treten lassen. Weitere Gänge in die Apotheke sind notwendig, neue Medikamente gegen Kopfschmerzen, Unwohlsein, Müdigkeit, Schlafstörungen, Unkonzentriertheit – und ich weiß nicht, was noch alles – füllen die Hausapotheke mehr und mehr. Hier sind wir noch bei den allgemeinen Symptomen, die selten gefährlich sind, deren Auswirkungen aber zunehmend den Tagesablauf beeinflussen. Irgendwann einmal kommt dann der Punkt, an dem das rote Licht der »Reserve« aufleuchtet. Nur noch unter Einsatz aller Kräfte ist es möglich, das tägliche Pensum durchzuführen, die Kraft lässt schneller nach als gewohnt. Leere und Ausgebranntheit machen sich breit.

Die sich mehrenden Arztbesuche führen nicht zu dem gewünschten Ergebnis. Überweisungen zu anderen Spezialisten folgen. Solange keinerlei eindeutige Labor- oder Durchleuchtungswerte festgestellt werden, sind Sie für den schulmedizinisch orientierten Arzt gesund. Schlimmstenfalls bilden sogar Psychopharmaka das Ende der Fahnenstange, wie mir einige nach Jahren »austherapierte« Patienten berichteten.

Natürlich ist es verständlich, erst einmal jeden Strohhalm zu ergreifen und alles auszuprobieren, was unser Gesundheitssystem zu bieten hat; und man findet weltweit kaum solch breitgefächerte Möglichkeiten wie in Deutschland. Aber je größer der Markt, desto größer die Konkurrenz, und umso mehr Gefahren lauern durch falsche Versprechen auf dem Weg zur Gesundung. Das Geschäft mit der Angst ist kein gutes, aber ein lukratives, und es hat mittlerweile weite Bereiche unseres Alltags erfasst.

Eines sollte besonders bedacht werden: trotz allem kühlen Kopf bewahren und Vorsicht walten lassen, wenn es um Ihre Gesundheit geht. Lassen Sie sich von nichts und niemandem in Panik versetzen! Sollte Ihnen ein Therapeut, ob Schulmediziner, Heilpraktiker oder sogenannter Wunderheiler, weismachen wollen, dass nur die von ihm vorgeschlagenen Medikamente oder Therapien Ihre Krankheit beseitigen können, holen Sie sich besser eine zweite und, wenn nötig, dritte Meinung ein. Unterstellen wir dabei einmal niemandem Böswilligkeit, so bleibt doch übrig, dass jeder Therapeut von dem, was er tut, überzeugt ist oder es zumindest sein sollte. Ein Chirurg zum Beispiel ist »zum Schneiden da«, dafür wurde er ausgebildet. Kommt es zur Lebensbedrohung durch bösartige Geschwüre, ist er häufig wie auch bei vielen akut auftretenden Verletzungen und Erkrankungen die letzte Rettungsmöglichkeit. Es wird jedoch leider auch oft dort geschnitten, wo es gar nicht notwendig wäre. Ein verantwortungsvoller Therapeut kennt seine Fähigkeiten und weiß, wie und ob er sie zum Einsatz bringt oder Sie besser an einen Kollegen überweist. Hat er ein begrenztes Sichtfeld, kann er in der Regel nur das nutzen, was seinem Gebiet entspricht. Außerhalb dieser erlernten Spezialisierung ist er oft mit seinem Latein am Ende. Dabei sind aber sieben von zehn Erkrankungen als chronisch eingestuft und benötigen eine umfassendere Behandlung, als jeder Spezialist sie bieten könnte.

Krebs, Herz-Kreislauf-Erkrankungen, Rheuma, Migräne, Diabetes, Gicht, Asthma, Psoriasis, Neurodermitis, Allergien sind nur ein Teil davon. Wegschneiden, medikamentöse Unterdrückung oder salbenmäßige Übertünchung mögen kurzfristig und im Notfall unumgängliche Maßnahmen sein, eine langfristige Ursachenbeseitigung ist damit allerdings nicht gewährleistet. Die Prägung derartiger Störungen liegt zwar auch in den Genen, Entstehung und Entwicklung sind jedoch ebenso Sache unserer Lebensführung.

Damit kommen wir zur zweiten Möglichkeit. Man muss nicht zum Leistungssportler, »Körnerfresser« oder zum Asketen werden, um gesund zu bleiben. Licht, Luft, Wasser und Erde, ganz im Sinne der Elementelehre, wären in puncto Lebensweise auch hier die Antwort der »Alten« gewesen. Egal, wie das Wetter war, man bewegte sich viel an der frischen Luft, machte je nach Lust und Laune tägliche Wasseranwendungen, manchmal auch verbunden mit Schlammpackungen, Gymnastik und Lauftraining, alles zum Nulltarif. Sicherlich ist es auch heute kein Problem, sich so oder ähnlich um seine Gesundheit zu kümmern. Spazierengehen, Laufen, Schwimmen, Kneippsche Güsse unter der Dusche, Trockenbürstenmassagen und Gymnastik sind nur eine Frage des guten Willens und nebenbei das Einfachste und Kostengünstigste, was man für seine Gesundheit tun kann. Eine vermehrte Sauerstoffzufuhr durch Bewegung ist für alle Organe förderlich, Wasser regt die Lebensgeister und den Kreislauf an, natürlich auch die Verdauung. All dies sind unbezahlbare Aspekte, wenn es um die Aktivierung der Abwehrkraft und damit um unsere Gesundheit geht. Vorsichtig begonnen, anfangs vielleicht noch mit ein wenig Hilfe durch fachkundige Anleitung, spürt man schon nach kürzester Zeit eine belebende Wirkung dieser einfachen Maßnahmen. Wenn man dann noch ab und zu eine

Tasse guten Kräutertees trinkt und etwas mehr auf seine Ernährung achtet, gewinnt das Leben im Normalfall wieder an Wertigkeit.

Wie sehr dabei unsere Gesundheit von einem gut funktionierenden Darm abhängt, auf was man verstärkt achten sollte und was man selbst dazu beitragen kann, das ist das Hauptanliegen dieses Buches. Denn es gibt kaum Prozesse in unserem Körper, die nicht direkt oder indirekt auch mit dem Darm zu tun haben. Außerdem birgt er, wie wir noch sehen werden, weit mehr Überraschungen und Geheimnisse, als man im Allgemeinen so denkt. Dazu sollten wir uns aber vorab den Prozessen der Nahrungsaufnahme, der Fortbewegung der Nahrung, der Zerkleinerung und Verarbeitung durch Verdauungssäfte bis hin zur Ausscheidung widmen, faszinierende Vorgänge, deren reibungslose Abläufe das Abc für unsere Gesundheit sind.

Stationen einer Reise: Vom Kauen bis zum »Stoffwechselendprodukt«

Stellen Sie sich bitte ein Stück Brot vor, der Einfachheit halber eines aus Weißmehl, denn bei Vollkornprodukten würde die folgende Reise etwas komplizierter werden.
»Die Verdauung beginnt im Mund«, so heißt es. Nun ja, wenn wir es ganz genau nähmen, sollten wir den Satz so nicht stehen lassen. Ein kleiner Teil, genauer gesagt die »Vor«verdauung von Kohlenhydraten durch Eiweiße des Speichels, beginnt im Mund. Das kann man daran erkennen, dass auch das kernigste Brot bei langanhaltendem Kauvorgang immer süßer schmeckt.
Einbildung? Mitnichten. Während des Kauvorgangs »zerhäckselt« das im Speichel vorhandene Enzym Ptyalin die Kohlenhydrate des Mehls zu Zucker, wodurch das Brot immer süßer zu schmecken beginnt. Fette und Eiweiße werden unverändert Richtung Schlund weitergeleitet. Die Zunge formt dabei unbewusst einen Bissen, der besser die Speiseröhre hinuntergleiten kann. So reisefertig gemacht, wird er zum Zungengrund transportiert, den man als »Fluss ohne Wiederkehr« bezeichnen könnte. Sobald der Schluckreflex ausgelöst ist, gibt es kein Zurück mehr. Je kleiner, desto besser für den Bissen, denn er muss drei Engpässe auf seiner Reise überstehen: am Ringknorpel, an der Aorta und am Zwerchfell. An diesen Stellen ist das Entzündungsrisiko erhöht, daher widmen wir dem Kauen zusätzliche Aufmerksamkeit.

Kauen

Die Vorverdauung von Kohlenhydraten beginnt im Mund, das ist eine nicht unwesentliche Entlastung für den Verdauungsvorgang. Je länger wir also kauen, umso weniger Verdauungsenzyme müssen später unser Dünndarm und unsere Bauchspeicheldrüse bereitstellen. Wichtig ist dies nicht nur für Diabetespatienten und Fettleibige!

Der süße Geschmack entsteht durch Umsetzung von Kohlenhydraten in Zucker. Aber das Kauen hat noch ganz andere Auswirkungen auf unsere Gesundheit. Zuerst einmal kann sich der Verdauungstrakt in Ruhe auf das einstellen, was ihm von den Geschmacksknospen übermittelt wird. Denken Sie immer daran: Es gibt wirklich nur weniges, was sich schädigender auf die Verdauung auswirkt als Hektik. Und schnelles, gedankenloses Hinunterschlucken gehört dazu.

Auch die Engpässe innerhalb der Speiseröhre am Ringknorpel, an der Aorta und am Zwerchfell sind bei ungenügendem Kauen anfällig. Das wird schon plausibel, wenn man bedenkt, dass bei zwei bis drei Mahlzeiten täglich und siebzig bis achtzig Jahren Lebenserwartung eine enorme Belastung auf sie zukommt und sie durch ungenügendes Einspeicheln zu Reizzonen werden können.

Dann ist da noch die Esskultur des langsamen, genussvollen Kauens. Bei den Säugetieren gibt es einen großen Unterschied zwischen Fleisch- und Pflanzenfressern. Nicht nur die unterschiedliche Länge der Därme – Pflanzenfresser lang, Fleischfresser kurz – entscheidet über die Nahrungsaufnahme, -verarbeitung und -verwertung, sondern auch die Zähne, die auf der einen Seite zum Reißen, auf der anderen zum Mahlen gedacht

> sind. Ein Fleischfresser schlingt schnell hinunter, während ein Pflanzenfresser langsam und genüsslich seine Nahrung zermahlt. Der Mensch liegt mit Darm und Zähnen mittendrin, ist somit de facto Mischköstler. Auch mit dem Kauen sollten wir es so halten. Addierte man also den Kauzeitraum einer Kuh mit dem eines Wolfs und dividierte das Ganze durch zwei, so erhielte man in etwa den Zeitraum, den ein Mensch für einen Bissen benötigen sollte: Man käme auf durchschnittlich 42 Sekunden. Nimmt man für eine Kaufrequenz der Einfachheit halber eine Sekunde an, so kommt man auf den optimalen Kaukoeffizienten von 42-mal pro Bissen. Jetzt wissen wir alle, woher die Anweisung früherer Autoren, »42-mal pro Bissen kauen«, kommt, wenn man auch meine Herleitung nicht ganz so ernst nehmen sollte ...

Nach 6 bis 8 Sekunden ist unser erster Reiseabschnitt durch die Speiseröhre beendet. Dann kommt die Zwischenstation Hölle, eine birnenförmige Höhle, an deren Grund sich ein See aus konzentrierter Salzsäure befindet, in dem unser Bissen nun ein Bad nimmt. Alle 20 Sekunden geht ein wellenförmiges Beben durch die mit unzähligen Falten ausgekleidete Muskelwand des Magens, aus der laufend Verdauungssäfte abgesondert werden. Zwei Stunden lang muss unser Bissen diese Waschmaschinentortur über sich ergehen lassen, zwei lange Stunden. Mittlerweile hat die Salzsäure die pflanzlichen Eiweiße des Getreides aufgebrochen und nichts mehr von seinem ehemaligen Aussehen übrig gelassen, dann wird der Bissen weiter zum Pförtner (Pylorus) des Magens transportiert, um dort, zu einem Häufchen Brei umgeformt, auf den Fortgang seiner Reise zu warten.

Der Magen

Der Magen liegt etwa eine Handbreit oberhalb des Bauchnabels vor dem eigentlichen Verdauungstrakt, dem Darm. Er hat die Aufgaben der Desinfektion, der kurzfristigen Speicherung des Essens, der Durchmischung der Nahrung und der Eiweißvorverdauung, ebenso des Abtötens von Erregern aus der Nahrung und der Verhinderung einer bakteriellen Überwucherung des oberen Magen-Darm-Trakts. Er verbessert die Verdauung etwa von pflanzlichem Eisen und bietet durch die Magensäure Schutz vor Nahrungsmittelallergien.

Der Magen produziert zirka 1,5 Liter Magensaft täglich. Darin befinden sich die Salzsäure mit einem pH-Wert von 1 bis 3,5, eiweißspaltende Enzyme, ein körpereigenes Eiweiß, welches das Vitamin B_{12} davor bewahrt, von den Darmbakterien zersetzt zu werden, und der Magenschleim, der den Magen davor schützt, sich selbst zu verdauen. Außerdem bietet Hydrogencarbonat der Schleimhaut einen zusätzlichen Schutz.

Eine Überlastung des Magens und eine unnötig verlängerte Verweildauer der Speise werden ausgelöst durch weniger Kauen, fette, süße, kalte oder zu heiße Nahrung.

Die höchste Magensaftproduktion entsteht durch Champagner beziehungsweise Sekt, danach folgen Sherry, Bier und Wein. Daran sollten Menschen mit Neigung zu Sodbrennen und Magengeschwüren denken.

Die Magenschleimhaut hat die Fähigkeit entwickelt, sich selbst innerhalb von drei Tagen vollkommen wiederherzustellen; sie besitzt somit die regenerationsfreudigsten Zellen des gesamten Organismus.

Genau betrachtet, hatte unser Stück Brot noch Glück. Ölsardinen hätten das Vierfache an Zeit benötigt, um an diesen Punkt zu kommen. Ungeduldig wartet das Brot. Irgendjemand oder irgendetwas scheint noch nicht das Zeichen zur Weiterreise geben zu wollen. Wurde vielleicht eine verbotene Substanz im Innern unseres Brotes entdeckt, die es blitzartig zur Rückreise zwingen würde? Aber nein – direkt vor ihm kommt Bewegung ins Spiel, ein schlürfendes Geräusch und ein fast zeitgleicher Schubs von hinten sind die Folge. Im Bruchteil einer Sekunde findet sich der Brei im nächsten Abschnitt wieder, im Zwölffingerdarm, dem Anfang des Dünndarms. Hinter ihm schließt sich das Tor zur Hölle genauso schnell, wie es sich am Eingang geöffnet hat.
Hier ist es wie im Paradies. Absolute Ruhe, nur das Rumpeln der Magenwände erinnert den Bissen fern an die schlimmsten zwei Stunden seines Daseins. Von allen Seiten setzt eine sanfte Berieselung ein, die ihn das ätzende Salzsäurebad bald vergessen lässt.

Der Zwölffingerdarm

Der Name »Zwölffingerdarm« kommt daher, dass dieser Abschnitt des Verdauungstrakts der Länge nach zwölf aneinandergelegten Fingern entspricht. Seine Aufgabe: die Neutralisierung des sauren Speisebreis durch Natronlauge.
Das ist der Ort, an dem die Gänge für die Enzyme der Bauchspeicheldrüse und der Galle einmünden. Enzyme sind Eiweißstoffe, durch deren Einsatz es erst ermöglicht wird, aus der Nahrung heraus Energie für unseren Körper zu gewinnen. Anders sieht die Funktion der Gallensäure aus. Sie macht aus einem großen Fetttropfen unzählig viele kleine. Dadurch wird es den Fettenzymen erleichtert, die anfallenden Fetttröpfchen

> so zu zerkleinern, dass sie für den Körper verwertbar gemacht werden können. Dies geschieht in Form des Zerlegens in die Bestandteile Fettsäure und Glycerin, bevor sie über die Lymphbahn abtransportiert werden können.

Bis hierhin war alles nur ein Vorspiel. Die Feinarbeit der eigentlichen Verdauung beginnt jetzt erst, mit dem Anfang des Dünndarms. Und die darauffolgende »Drecksarbeit« – na ja, dazu kommen wir später ...
Unser Speisebrei hat jetzt seinen längsten Reiseabschnitt vor sich. Wie die Tentakel einer Seeanemone tasten die Darmzotten alles ab, was ihnen in ihre Fänge gerät, und beginnen langsam mit dem Herauslösen der Hauptbestandteile der Eiweiße, Fette und Kohlenhydrate. Es ist nicht viel, was unser Bissen mit sich bringt, nur etwa 0,5 Gramm Eiweiß, 5 Gramm Kohlenhydrate und etwa kaum erwähnenswerte 0,1 Gramm Spuren pflanzlichen Fetts.
Während unser Entgiftungsorgan, die Leber, mehrmals täglich kleine Portionen liebt, ist es für unser Verdauungssystem ein Greuel, wegen jedes noch so kleinen Kleckses den gesamten Apparat hochfahren zu müssen. Würde man die verwertbare Energie, die ein kleines Stück Brot mit sich bringt, dem Energieaufwand der Verwertung entgegensetzen, stünde am Ende der Bilanz ein Minuszeichen davor. Im Normalfall benötigt der Verdauungstrakt ein Drittel der uns insgesamt zur Verfügung stehenden Gesamtenergie.
Der Darm liebt es, nur maximal zwei bis drei Mahlzeiten täglich vorgesetzt zu bekommen, während er auf Zwischenmahlzeiten und Snacks liebend gern verzichten kann. Wenn man dies berücksichtigt, ist die Folge nicht nur eine bessere Energiebilanz, sondern man hat noch andere Vorteile: Durch die verschiedenen

Zeitzonen des Verdauungstrakts müssen sich Zulieferungsorgane wie Leber, Gallenblase und Bauchspeicheldrüse ihre Arbeitszeiten nach der Nahrungsaufnahme einteilen. Größere Ruhephasen garantieren eine wesentlich konzentriertere Verdauung, die besser für die Hauptmahlzeiten genutzt werden sollte, als unnötig für Zwischenmahlzeiten verschwendet zu werden.

Wellenförmige Bewegungen des Dünndarms transportieren nun sanft unser Stück Brot weiter. Mittlerweile befindet es sich etwas oberhalb des Bauchnabels und wird millimeterweise weitergeschoben: quer hinüber in die eine Richtung, Kehrtwendung, quer herüber in die andere Richtung. Von rechts nach links, von links nach rechts. Wie in einem »S« rutscht es Stunde für Stunde unmerklich tiefer, bis es sich dem Ende des Dünndarms nähert.

Die Dünndarmzotten haben ganze Arbeit geleistet. Unser Bissen ist nur noch ein Schatten seiner selbst. Während seiner rund acht Stunden währenden Achterbahnfahrt im Dünndarm wurden die Eiweiße in mikroskopisch kleinste Aminosäuren zerlegt, die Kohlenhydrate als Einfachzucker über das Blut abtransportiert und das bisschen, eigentlich gar nicht der Rede werte Fett nebenbei zerkleinert, als sogenannte Chylomikronen verpackt und über die Lymphbahnen auf die Reise geschickt. Bei solch geringen Mengen hätte es zu viel Mühe gemacht, sie in die Fettdepots zu transportieren und dort einzulagern. Die Leber, die ohnehin schon nicht mehr weiß, wohin mit ihren Fetten, winkt ab, und so entscheidet man sich, die überflüssige Fracht irgendwo an die Wand eines Blutgefäßes zu kleistern. Hauptsache entsorgt, und wenn's die Herzkranzgefäße sind.

Der Dünndarm

Zu den Aufgaben des Dünndarms zählt hauptsächlich die Überführung der Hauptbestandteile Kohlenhydrate, Eiweiße und Fette ins Blut und in die Lymphe. Nachdem die brauchbaren Stoffe in unseren Körperzellen verwertet worden sind, werden deren Abfälle wieder zurück in den Darm geführt, von wo aus sie dann auf normalem Wege mit ausgeschieden werden. Diese Stoffwechselgifte machen zusammen mit den unverdaulichen Bestandteilen etwa die Hälfte des sogenannten Stoffwechselendprodukts aus, das wir hoffentlich täglich in unserer Kloschüssel wiederfinden.

Durch die Anordnung der Darmzotten vergrößert sich die Fläche genauso, als ob man ein stark zusammengeknülltes Blatt Papier auseinanderfaltet. In unserem Fall ergäbe das mindestens die Fläche eines Tennisplatzes, manche Berechnungen tendieren sogar darüber hinaus. Aber egal, auf welcher Größe sich die Verdauung tatsächlich abspielt, interessant ist doch auf jeden Fall, was für Verrücktheiten sich die Natur hat einfallen lassen, um Leben in dieser Form erst zu ermöglichen.

Die momentane Position unseres Restbissens? Vom Bauchnabel aus gesehen, eine Handlänge schräg nach rechts unten. Es ist der Ort, wo der Dünndarm in den Dickdarm übergeht. Sobald sich die Eingangspforte zum Dickdarm öffnet, die »Ileozökalklappe« (deren Namen Sie gleich wieder vergessen können), wird unser mittlerweile reiseunlustiger Bissen in eine sackartige Höhle namens Blinddarm geschubst, Gärbottich und Fäulnisgrube in einem.

Zum besseren Verständnis sollte noch erwähnt werden, dass bei einer sogenannten Blinddarmoperation nicht der Blinddarm selbst entfernt wird, sondern nur sein lymphatisches Anhängsel namens »Wurmfortsatz« oder »Appendix«. Aber das kannten Sie ja schon aus der Schule.

Innerhalb des Blinddarms herrscht eine unangenehme Atmosphäre, die an einen modrigen Sumpf erinnert, worin unser Bissen ein paar Stunden ausharren muss. Ein ungewöhnliches Wartezimmer: frei von Sauerstoff, dafür ersatzweise mit anrüchigen Gasen gefüllt. Überbleibsel vergangener Mahlzeiten erinnern an faule Eier. Das ist kein Ort für zarte Gemüter. Von Morast umgeben, harrt unser Bissen beziehungsweise das, was von ihm geblieben ist, schon stundenlang hier aus. Der letzte Akt der Verdauung beginnt, denn etwas gibt es noch, was für den Körper wichtiger ist als alles andere – Wasser und die darin gelösten lebenswichtigen Mineralstoffe. Unser Bissen badet acht Stunden und mehr in dem Morast, dann kommt plötzlich Bewegung in die Sache. Ruckartig wird er von unten nach oben unterhalb des rechten Rippenbogens befördert, um wiederum acht Stunden oder mehr in Ruhe zu verbringen. Seine Farbe beginnt sich vom Glibbergrau in ein Nussbraun zu verändern, eine Folge der Einwirkung von Gallensäuren, die je nach Konzentration die Farbgebung des Dickdarminhalts bestimmen.

Bevor der Dickdarm seinen Inhalt in die Warteposition »Ausgang After« schiebt, hat er ihn gnadenlos ausgesaugt, mit dem Gallenfarbstoff Bilirubin braun gefärbt, mit normalem Müll, Sonder- und Giftstoffmüll versehen, um ihm abschließend ein nach Maß gefertigtes »Kondom« aus Schleim überzuziehen, das bei optimaler Passform keinerlei Geruchsbelästigung des Umfelds zulässt. So gelingt es dem Inhalt, in einem Stück aufwandlos in die Umwelt hinauszugleiten. Bevor es aber so weit ist und sich der Schließmuskel öffnen kann, muss noch eine Mindestanforderung gegeben sein, die unser stecknadelkopfgroßer

Bissen allein bei weitem nicht erfüllen kann. Mindestens 100 bis 200 Gramm Gewicht sollten auf die Waage des Enddarms kommen, um den Sammeltransport in die Toilette freigeben zu können.

> ### Der Dickdarm
>
> Als letzter Verdauungsabschnitt schließt sich der Dickdarm an den Dünndarm an und rahmt ihn in der Form eines Fußballtors ein. Seine Hauptaufgabe ist es, der Nahrung Wasser und Mineralstoffe zu entziehen und für den Körperkreislauf nutzbar zu machen. Dadurch verfestigt sich der Stuhl bei seiner Durchreise zunehmend. Damit er nicht ins Stocken kommt, muss er gleitfähig gemacht werden. Dazu wird aus den sogenannten Becherzellen ohne Unterlass Schleim abgesondert. Der Enddarm speichert das Produkt so lange, bis der Fülldruck ausreichend hoch ist und einen Reiz ausübt; dann öffnet sich der Schließmuskel, um den Darminhalt freizugeben.

Wie sollte sich ein gesundes Stoffwechselendprodukt der Qualitätskontrolle darbieten? Braune Farbe, nicht zu dunkel, nicht zu hell. Ein über mehrere Sitzungen hinweg von der Farbe Braun abweichender Stuhl ist einer sofortigen Analyse zu unterstellen. Klebrige Eigenschaften, starke Gerüche und häufig wiederkehrende gut erkennbare Teile des Essens weisen auf Störungen der Verdauungsorgane, der Schleimhaut des Dickdarms, ungenügende Verdauungsenzyme, falsche Ernährung oder katastrophales Kauverhalten hin. Meist ist es von allem etwas. Ein Gang zur Toilette, und Sie bekommen den Beweis: Haben Sie Mühe, oder geht alles zu unkontrolliert? Benötigen Sie nach Abschluss mehr als ein Blatt Papier, und beeilen Sie sich aufgrund der raumfüllenden Gase, den Ort zu verlassen?

Ja? Dann nehmen Sie diese frühen Vorboten als Grund, sich ein paar Gedanken über Ihre Verdauung zu machen. Sind jene Anzeichen erst seit ein paar Tagen aufgetreten, dann überlegen Sie, was davor war. Eine Reise, ungewohntes Essen, Feste, Feiern, eine Erkältung oder irgendein Ärger könnten der Auslöser dafür gewesen sein. Ein paar Tage kürzertreten, leichte Kost von Süppchen aus Haferschleim oder Reis, leicht gesalzen ohne alles, einen Magen-Darm-Tee aus der Apotheke, dann normalisiert sich das Verdauungssystem in der Regel wieder von allein.

Ein bis maximal zwei Tage sollte die Reise durch den Verdauungstrakt dauern. Kurz während Verschiebungen sind nicht tragisch, werden auch schnell von selbst wieder korrigiert. Aber alles, was regelmäßig länger als drei Tage dauert und sich in der Folge auch nicht zu ändern scheint, sollte ärztlich abgeklärt werden, bevor es sich zur Gewohnheit entwickelt. Man spricht dann von »chronischer Obstipation«, was so viel wie »über einen längeren Zeitraum dauernde Verstopfung« bedeutet. Denken Sie bitte daran: Je länger eine Erkrankung dauert, umso länger ist der Weg zur Gesundung. Ausnahmen gibt es natürlich, bestätigen aber trotzdem die Regel. Will man ganz genau wissen, wie lange das eigene Verdauungssystem für einen Durchgang benötigt, esse man ein halbes Pfund Spinat, beobachte seinen Stuhlgang auf die Farbgebung in Richtung Grün und wiederhole dann das Ganze nach einer Woche noch einmal. Stimmen die Zeitabstände in etwa überein, hat man seinen persönlichen Verdauungszeitraum gefunden.

Sicher ist, dass hierzulande so ziemlich jeder irgendwann im Lauf seines Lebens einmal mit Verstopfung zu kämpfen hat, und zwar aus unterschiedlichsten Gründen. Meistens ist das Ganze nur eine vorübergehende »Unpässlichkeit« und kann erst mal wieder vergessen werden. Bei etwa der Hälfte bis zwei Drittel der Bevölkerung häufen sich allerdings im Lauf der Zeit die »Unpässlichkeiten«, bis sie sich in ein handfestes Gesundheitsproblem verwandeln. Wenigstens doppelt so viel Frauen wie Männer sind davon betroffen.

Wohlstandsgesellschaft und Verdauung

Verstopfung

Eines Tages besuchte mich eine Frau in den besten Jahren. Nennen wir sie Heide B. Nachdem sie Platz genommen hatte, begann sie, mir ihre Lebensgeschichte zu erzählen.

»Ich wuchs eigentlich ganz normal auf, jedenfalls was man als Nachkriegskind ›normal‹ nennen kann. Es gab wenig zu essen, aber das störte mich nicht so sehr. Meine Eltern ermöglichten mir und meinem jüngeren Bruder eine gute Ausbildung. Ich wurde Assistentin des Verkaufschefs in einem großen Bekleidungsgeschäft. Dort lernte ich auch meinen jetzigen Mann kennen.

Nach der Heirat und der Geburt meiner zwei Kinder verließ ich schweren Herzens das Geschäft, in dem ich sechs Jahre tätig gewesen war, und kümmerte mich nur noch um die Familie. Sicher war ich auf der einen Seite glücklich mit meiner Aufgabe, auf der anderen Seite fehlte mir mein Beruf.

Klar, ich habe es laufen lassen, habe nicht bemerkt, dass sich alles nur noch um den Beruf meines Mannes und um die Kinder drehte, vielleicht merkte ich noch nicht einmal, wie sich Gewohnheiten immer mehr in unserem Leben breitmachten. Unseren wöchentlichen Tanzabend mussten wir streichen, als mein Mann bei einem Verkehrsunfall eine Knieverletzung davontrug, an der er noch heute leidet. Allein hatte ich keine Lust hinzugehen. Auf das alles konnte ich ja noch verzichten. Aber ich bemerkte, wie wir uns verändert hatten. Früher nahmen wir alles mit, was uns das Leben so bot. Heute lebt mein Mann nur noch

fürs Geschäft, kommt heim, isst, legt sich hin, schaut noch ein bisschen fern und schläft dann meistens vor der Glotze ein. Am Wochenende muss er sich ausruhen, um für die Woche frisch zu sein. Wenn die Kinder aus dem Haus wären, würde sich alles ändern, so meinte er, und ich dachte ebenso. Astrid, die Tochter, ist Ärztin und mittlerweile glücklich verheiratet. Unser Sohn Rainer studiert eifrig Maschinenbau. Jeder hat also seine Aufgabe, nur ich eigentlich nicht. Die Veranstaltungen, die mich interessieren, finden meistens abends statt, da bin ich froh, wenn ich zumindest die immer knapper werdende Zeit mit meinem Mann verbringen kann. Vor fünf Monaten ist er zum Leiter der Elektrizitätswerke ernannt worden. Als ich davon erfuhr, freute ich mich einerseits riesig darüber, andererseits befürchtete ich, dass wir jetzt überhaupt keine Zeit mehr füreinander hätten. Plötzlich tat sich ein riesiges schwarzes Loch vor mir auf, in das ich hineinzufallen drohte. Frustration, richtige Frustration und Traurigkeit machten sich in mir breit.
Am Wochenende danach gab es eine Feier für meinen Mann. Irgendetwas macht mir seitdem große Probleme. Waren es die vielen Menschen, die ich nicht mehr gewohnt bin, oder der Hummer-Mayonnaise-Salat, an dem ich mich den ganzen Abend über festhielt, ich weiß es nicht. Auf jeden Fall fühlte ich mich am nächsten Tag hundeelend, hatte Krämpfe im Bauch und konnte seitdem überhaupt nicht mehr ohne Mittel auf den Topf. Ich war deswegen auch schon bei mehreren Ärzten. Von Hormonschwankungen bis Midlife-Crisis als Ursache habe ich mir alles anhören müssen. Verschiedene Medikamente wurden verschrieben, nichts half bisher, so griff ich wieder zu meinen altbewährten Pillen, die mir für ein, zwei Tage helfen, dann ist alles wieder wie vorher.«
Sie schob mir die Packung zu. Ich fragte sie, wie lange sie die denn schon nehme.

»Ein paar Jahre. Vor der Feier vielleicht ein- oder zweimal im Monat, mehr nicht.«
»Und jetzt?«
»Wie ich schon sagte, alle zwei, drei Tage. Komme aber trotz Erhöhung der Dosis nicht mehr damit klar. Mir ist seitdem auch manchmal schwindlig, und mein Herz stolpert. Der Herzspezialist hat leichte Rhythmusstörungen festgestellt und mir Tabletten dafür verschrieben.« Sie schob mir ein weiteres Päckchen zu. »Zusätzlich ist mein Blutkaliumwert erniedrigt.«
Nach einer kurzen Pause fuhr sie fort: »Während mein Mann auf Wolke sieben schwebt, bin ich am Boden zerstört. Lustlos, keinen Antrieb mehr. Alles ist mir zu viel.« Auf meine Frage hin, wie sie sich denn ernähre, antwortete sie mir: »Seit die Kinder aus dem Haus sind, nicht mehr so regelmäßig wie zuvor. Mehr Fertigzeugs und so. Auch mal 'ne Kleinigkeit zwischendurch. Ich weiß, dass das nicht gerade gesund ist, aber was soll ich machen?«
»Wie sieht Ihr Stuhl aus?«
»Wenn ich zur Toilette kann, dann bollenhart und tiefschwarz.«
Wie oft hatte ich diese beiden Wörter schon von an Verstopfung leidenden Patienten gehört?! Meist noch mit den Zusatzvergleichen »Ziegenkötel« oder »Schafsbollen«.

Verstopfung

Den über Monate hinweg mehrere Tage ausbleibenden Stuhlgang bezeichnet man als »chronische Verstopfung«, bei der häufig ein verstärkter Pressvorgang mit verhältnismäßig geringem Ergebnis und dem Gefühl einer unvollständigen Darmentleerung zurückbleibt. Durch den harten Stuhl bedingte häufige

> Begleiterscheinungen sind Hämorrhoiden und kleine Einrisse im After.
> Mögliche Ursachen sind Fehlernährung, zu wenig Flüssigkeitszufuhr, psychische Einflüsse, krankhafte Veränderung des Darms, Bewegungsmangel im Bereich der Bauchmuskulatur, Einflüsse einer fehlerhaften Wirbelsäule, Stauungen im Bauchraum durch Ansammlungen von Fettgewebe oder Lymphe, Entzündungen von Organen im Bauchraum, Schilddrüsenunterfunktion, Nahrungsmittelunverträglichkeiten, Missbrauch von Abführmitteln, Antibiotika. Außerdem können Schwermetallvergiftungen durch Blei, Cadmium oder Quecksilber die Darmfunktionen erheblich beeinträchtigen.
> Neben der weitverbreiteten chronischen Form der Verstopfung gibt es auch eine akute, den Darmverschluss. Sie zeigt sich durch plötzlich auftretende Schmerzen, angeschwollenen Bauch, Blässe am ganzen Körper, Schweißausbruch und steigert sich im schwersten Fall bis zum Koterbrechen und Schock. Eine sofortige medizinische Versorgung ist hier unbedingt erforderlich.

Die nachfolgende Untersuchung ergab nichts Auffälliges. Die Blutwerte befanden sich im Normbereich, außer dem besagten niedrigen Kaliumwert, einer Nebenwirkung des Abführmittels, genauso wie die Herzrhythmusstörungen wiederum eine Folge des erniedrigten Kaliumwerts waren. Der gesamte Bauchraum war hochgradig auf Druck empfindlich, die Abwehrspannung der Muskulatur stark erhöht. Der Bauch bildete einen »Panzer«, wollte sich schützen. 12 Kilogramm Übergewicht schmückten Hüfte und Bauch. Heutzutage so oder ähnlich sehr häufig anzutreffen. Eine nachfolgende Stuhluntersuchung ergab noch eine leichte Erhöhung des Candida-albicans-Pilzes im Darm.

Anhand der Symptome und Diagnosen riet ich Frau B. zu einer dreiwöchigen täglichen Therapie. Eine Reisschleimkur (siehe den Abschnitt »Reis« im letzten Kapitel) und eine sich anschließende Ernährungsumstellung, eine Darmsanierung mittels Colon-Hydro-Therapie und einige auf sie abgestimmte pflanzliche Medikamente würden weiterhelfen.

Ohne Komplikationen durchlief sie die drei Wochen in der Praxis. Nach weiteren drei Wochen benötigte sie keinerlei Medikamente mehr, der Kaliumspiegel war wieder in Ordnung, und damit traten auch die Herzrhythmusstörungen nicht mehr auf. Bei später folgenden Kontrolluntersuchungen zeigten sich weitere Verbesserungen, und es war auffällig, wie stark sich bei ihr auch die Lebensfreude wieder einstellte.

Frau B. trat rechtzeitig auf die Bremse. Warum aber gelingt das so wenigen anderen Menschen? Sicherlich kann einer der Gründe in unserer Gesellschaft allgemein liegen. Aber es gibt auch unzählige spezielle »Sündenböcke«, die man gern verantwortlich macht: Familie, Schule, Beruf, den kommenden Urlaub, das Klima, Wetter, Vollmond, Neumond, Liebeskummer, kosmische Strahlen und vielleicht noch Wasseradern oder den Elektrosmog … Ganz bestimmt fällt jedem noch etwas dazu ein. Niemand wird in Abrede stellen, dass es oftmals relativ geringfügige Änderungen sind, die unser Leben bestimmen, wie bei Frau B. der geliebte Tanzabend, der geopfert werden musste, oder Leere, die entsteht, wenn die Kinder aus dem Haus gehen. Aber der positive Verlauf unseres weiteren Lebensweges wird *durch uns selbst* bestimmt – und auch nur dann, wenn wir bereit sind, aktiv etwas dafür zu tun.

Forschen wir einmal nach dem gehäuften Vorkommen von Verdauungsproblemen, so lässt sich eine direkte Beziehung zur Wohlstandsgesellschaft herstellen. Je einfacher und naturverbundener die Völker leben, desto weniger kennt man chronische Darmprobleme, ja, man hat meist noch nicht einmal Wörter hierfür. Schlaffe Därme gibt es bis ins hohe Alter nicht, denn von Kindheit an ist der Darm eine Ernährungsform gewohnt, die in etwa mit unserer Vollwerternährung vergleichbar ist. Sie hält Därme im Training und lässt Schlaffheit erst gar nicht zu. Liegt der Schlüssel vielleicht in der Vollwerternährung? Wenn es nur so einfach wäre, aber dieses Problem kannte man schon vor etwa 2500 Jahren.

Sokrates beklagte damals die zunehmende Verweichlichung seiner Mitmenschen, deren Verdauungstrakt es nicht mehr schaffe, die »Nahrung der Großväter« zu ertragen. Die alten Griechen standen also vor einem ähnlichen Problem wie wir. Die Wirtschaft begann zu blühen. Vermehrter Handel mit der damaligen bekannten Welt brachte unbekannte Nahrungsmittel und neue Einflüsse über das Meer, bisher nie gekannte Herstellungsmethoden entwickelten sich. Die Nahrung wurde raffinierter. Exotische Erfahrungen für die Geschmacksnerven waren für den Darm vielfach eine Katastrophe, damals wie heute.

Pilze

Die Zeit der »Opportunisten« kommt in Zeiten der Veränderungen besonders stark. Sie fristen so lange beharrlich ein stilles Dasein, bis ihnen die Situation eine Gelegenheit bietet, sich hemmungslos auszubreiten. Niemand weiß genau, ob und welche Aufgaben sie haben, aber eins ist sicher: »Wehe, wenn sie losgelassen!« Die Rede ist von Pilzen. Das sind hartnäckige Geflechte, die sich genau dort vermehren, wo das Hauptoperationsgebiet unserer Abwehrkraft liegt: in der Schleimhaut des Darms. Obwohl miteinander verwandt, erinnert das Aussehen dieser mikroskopisch kleinen Gesellen nicht an Steinpilze oder Champignons, sondern eher an Korallenstöcke eines Südseeatolls, Pusteblumen auf einer Frühlingswiese, rohe Kartoffeln oder gekochte Spaghetti, wie bei dem im Darm am häufigsten vorkommenden Problempilz *Candida albicans*. Je nach Lebens- und Ernährungsweise ihres Wirtes, gemeint sind wir, leben sie mit uns friedlich zusammen oder breiten sich in Krisen explosionsartig aus. Vor allem der dauerhafte Genuss von Alkohol kommt ihnen bei ihrem Vorhaben entgegen, sich im Körper zu verteilen, denn er macht die Darmschleimhaut porös. Dadurch wird den Pilzen, aber auch Viren und anderen Schmarotzern der Übertritt ins Blutsystem erleichtert. Von dort aus können sie sich bis in die hintersten Winkel unseres Körpers verbreiten.

Aber bis es tatsächlich so weit kommt, müssen noch mehrere andere Faktoren zusammentreffen. Die körpereigene Abwehr spielt hierbei die entscheidende Rolle. Denn nur wenn sie geschwächt ist, kann der Pilz gefährlich werden. Alte oder schwerkranke Menschen, Patienten mit Krebs, Organtransplantation oder Aids sind daher besonders gefährdet. Pilze spielen also in der Regel nur in zweiter Linie eine entscheidende Rolle. Dann nämlich, wenn sie auf einen vorgeschädigten Organismus treffen.

Pilzerkrankungen

Jucken in Augen oder Nase, Blähungen, Afterjucken, Hautausschläge, belegte Zunge, Heißhunger nach Süßem? – Anzeichen, die für vieles sprechen können. Kommen aber mehrere davon zusammen vor, ist es ratsam, sich bei seinem Arzt oder Heilpraktiker die diagnostische Abklärung eines Pilzbefalls einzuholen.

Etwa 75 Prozent tragen hierzulande den Pilz *Candida albicans* im Darm, ohne je Notiz von ihm nehmen zu müssen. Ein geschwächtes Immunsystem zusammen mit den schon angeführten zusätzlichen Faktoren könnte allerdings den Spezialfall einer Candidiasis (Hefepilzerkrankung) heraufbeschwören.

Alle Pilzarten, die sich in den Gedärmen oder sonst wo im Körper ausbreiten, produzieren stoffwechselbedingte Gifte. Im Verdauungstrakt entstehen vermehrt Gase, die eine zusätzliche Aufblähung des Leibes verursachen können.

Viel Wärme und Feuchtigkeit, das ist das Lieblingsmilieu der Pilze. Für ihren Vermehrungs- und Verbreitungsdrang bietet daher neben der Vagina vor allem der Darm während des Zeitraums einer Verstopfung die idealen Voraussetzungen.

Außer den Hefepilzen gibt es noch andere Formen – darunter als aggressivste Variante die Schimmelpilze –, die über unsere Atemwege in den Körper gelangen und von dort aus ihren Feldzug gegen unser Immunsystem antreten. Aber auch für sie gilt in ähnlicher Form das Gleiche wie für die Gruppe der Hefepilze.

Als Basis einer Therapie gegen jeden Pilzbefall ist der Wiederaufbau des geschädigten Immunsystems anzusehen, da ein Übermaß an Candida sonst zwangsläufig zur Entwicklung und Ausbreitung zusätzlicher Probleme führt. Es gibt viele Therapiemöglichkeiten in der Naturheilkunde, um das Immunsystem zu stärken. Einige davon können Sie diesem Buch entnehmen, im akuten Einzelfall sollten Sie dann aber doch Ihren Therapeuten vor Ort um Rat oder Hilfe bitten.

Verstopfung ist also eine gute Voraussetzung, damit es sich die Pilze erst einmal so richtig gemütlich machen können. Weiterhin schädigend wirkt sich eine industriell gefertigte Nahrung aus, die auch nicht von heute auf morgen, aber manchmal leider schneller, als man denkt, das Immunsystem »ins Schwitzen bringt«.

Eine schnelle Ernährungsumstellung, die Bewegung in den Darm bringt und dem Pilz die Nahrung entzieht, wäre dringend vonnöten; doch da stehen wir häufig vor einem nicht unerheblichen Problem: Es wurde in vielen Fällen versäumt, dem Darm in der Kindheit und Jugend das Training angedeihen zu lassen, um die Kost verwerten zu können, die den Pilzen für die Zukunft die Grundlage entziehen würde. Ein Teufelskreis entsteht. Wir haben auf der einen Seite einen schlaffen Darm, der jahrelang für gesundheitliche Probleme mitverantwortlich ist, und auf der anderen Seite den Pilz *Candida albicans,* dessen an Mikrospaghetti erinnerndes Geflecht es sich in unserer Darminnenwand bequem gemacht hat. Eine komplizierte Operation oder eine schwere Erkrankung benötigt dann die ganze Kraft unserer Abwehr, und die Invasion der Pilze kann beginnen. Das Immunsystem verliert nämlich seine Kontrollfunktionen, kann Freund nicht mehr von Feind unterscheiden, öffnet dem Pilz weit Tür und Tor, der im Blut herumzuvagabundieren beginnt, sich in Leber, Niere, Lunge festsetzt und alles so lange überwuchert, bis das komplette Versagen eines dieser Organe schließlich sämtliche körperlichen Funktionen außer Kraft setzt.

Horrorszenario? Nein – eher eine, wenn auch seltene, aber immer häufiger zu konstatierende Realität.

Quantität ist nicht gleich Qualität

Sucht man nach den Gründen für die größer werdende Verbreitung chronischer Erkrankungen, so sollte man zuallererst sein Augenmerk auf die Unvernunft richten, industriell gefertigte Produkte als Grundnahrungsmittel überhaupt in seinen täglichen Ernährungsplan aufzunehmen.

Dafür, dass »Quantität nicht gleich Qualität« ist, gibt es genügend Beispiele. Am treffendsten aber beschreibt es die Situation, in der sich immer mehr Amerikaner befinden und die auch in Ländern vermehrt um sich greift, welche nach ihrem Vorbild leben. Denn ein Großteil der industriellen Nahrungsmittel ist nur noch chemisch von sogenannten Food-Designern hergestellt, die »Genuss ohne Reue« suggerieren wollen. Auf der Speisekarte findet man dann pflanzlichen Käse ohne Milcheiweiß, Salat mit fettlosem Sahnedressing, Eierspeise cholesterinfrei. Alles ohne die geringste Spur von Käse, Sahne oder Eiern. Kühe und Hühner haben somit bald ausgedient. Über die Getränke braucht man erst gar nicht zu reden. Der amerikanische Weg, sich zu ernähren, wird also immer mehr ein chemischer.

Die letztendliche Entscheidung zum Griff in das entsprechende Regal liegt trotz alledem bei jedem selbst. Der tägliche Bedarf an Kohlenhydraten wird durch zwei, nach Bedarf auch drei normale, ausgewogene Mahlzeiten vollends gedeckt. Jede zusätzliche Zwischenmahlzeit ist Füllstoff für unsere Fettzellen, unnötige Belastung für unser Verdauungssystem, damit auf Dauer gesundheitsschädlich, vor allem dickmachend und durch Gewöhnung suchtfördernd. Das gilt besonders für die »Light-Produkte«, die ja gar nicht so »light« sind, wie ihr Name uns glauben machen möchte.

Risiken des Übergewichts

- *Herzbeschwerden und Bluthochdruck:* Fettleibigkeit belastet das Herz durch das Volumen vermehrt. Aber auch die Gefäße leiden naturgemäß stark unter der Einlagerung übermäßigen Fetts, so dass keine optimale Pumpleistung des Herzmuskels gewährleistet ist. Zusätzlich erschwerend nimmt bei Fettleibigen der Darm einen mehrfach größeren Raum ein, der vom Bauchraum aus die Bewegungsfreiheit von Herzbeutel und Lunge stark einengt.
- *Atemnot* entsteht vor allem durch den gleichen Effekt der Einengung des Brustkorbs durch das vergrößerte Darmvolumen. Auch die Sauerstoffzufuhr wird durch den Platzmangel der Lunge im Brustkorb vermindert, was zu frühzeitiger Erschöpfung und zusätzlichem Sauerstoffmangel führt.
- *Überlastung der Gelenke und der Wirbelsäule:* Durch das zusätzliche Gewicht werden vor allem die Gelenke der Beine schwer überlastet, was zu Entzündungen und frühzeitigem Verschleiß führt.
- Übergewichtige leiden auch häufig unter *Gichtanfällen*, meist ist das allerdings eine Folge stark eiweißhaltiger Ernährung von Fisch oder Fleisch oder unsinniger Eiweißdiäten.
- Genauso modifiziert ein sich immer weiter ausdehnender Darm die *stabilisierenden Eigenschaften der Wirbelsäule* durch vermehrten Druck. Gleichzeitig verändert sich auch der Schwerpunkt aufgrund der Gewichtsverlagerung und erzwingt dadurch die Haltung eines Hohlkreuzes.
- *Arterienverkalkung*, *Leberverfettung* und *Nierenschwäche* führen zu *Bluthochdruck*, an dem die meisten Übergewichtigen leiden. *Schlaganfall* oder *plötzliches Herzversagen* sind

> möglichen Folgen. Eine Gewichtsreduktion vermindert das Risiko.
> - *Diabetes:* Da die Zuckererkrankung oder Diabetes 2 sich vielerorts auf der Welt zur Volksseuche entwickelt und unserem Darm dabei eine ganz besondere Rolle zukommt, schauen wir uns das Ganze im folgenden Abschnitt einmal am Beispiel von Mattes etwas genauer an. Ironischerweise sind immer mehr jüngere Leute von dieser früher auch »Altersdiabetes« genannten Krankheit betroffen.

In naher Zukunft wird die Übergewichtigkeit denn auch Lawinen von Gesundheitsproblemen lostreten. Der Anfang ist jedenfalls gemacht: In den Industrieländern ist etwa jeder Dritte davon betroffen, und ein Ende ist nicht abzusehen. Während sich unzählige Leute den Kopf zerbrechen, wie man dem Ganzen gegensteuern kann, kommen findige Köpfe auf die Idee, daraus Kapital zu schlagen. In England wurde beispielsweise der abstruse Gedanke geboren, Risikopatienten, zu denen naturgemäß Übergewichtige zählen, eine Rente zu verkaufen, die höher als die von Normalgewichtigen ist …

Fragt man nach dem Warum für das Überhandnehmen der Fettleibigkeit, erhält man die unterschiedlichsten Antworten, von denen die einleuchtendste – »zu wenig Bewegung und zu viel Essen« – die Zunahme der Speckfaltenbildung zwar oberflächlich erklärt, wobei tiefer liegende Ursachen allerdings in vollem Umfang übersehen werden.

Gesundheit und Wohlbefinden sind ebenso wie Krankheit und Genesung dreidimensional im Zusammenwirken von Körper, Geist und Seele verankert. Einfache Beispiele beweisen diese gegenseitige Einflussnahme. Wenn man sich etwa im Geist vorstellt, in eine Zitrone zu beißen, erlebt man sogleich die körperliche Reaktion seiner Speicheldrüsen. Das Herz schlägt höher, wenn wir uns freuen, und es scheint stillzustehen, wenn Lebensgefahr droht. Was die Sinne erfassen, bewegt Geist wie Gemüt und beeinflusst zugleich das Körpergeschehen. Grundsätzlich gilt, dass sich physische Leiden auch psychisch ausdrücken, und umgekehrt finden seelische Konflikte wie Ärger, Misserfolg und Niedergeschlagenheit mehr oder minder deutliche Ausprägungen im Körper.

Das körperliche Krankheitsbild des stark Übergewichtigen hat seine seelischen beziehungsweise geistigen Ursachen oft in Verhaltensweisen und Einstellungen, denen die Betroffenen in der Jugend ausgesetzt waren. Wer als Kind mit Süßigkeiten ruhiggestellt wurde oder aus Gründen der Angst, Mangel an Nahrung zu leiden, weit mehr essen sollte als notwendig, hatte mit der Folge Übergewicht und Verdauungsstörungen oft bereits in frühen Jahren zu kämpfen. Die aufgezwungene Gewohnheit, mehr zu essen als nötig, wird leicht beibehalten, wenn der Organismus sich darauf eingestellt hat. An die Stelle des »Erziehungszwangs« von damals tritt bei Erwachsenen vielfach die Auswahl wohlschmeckender Leckereien, die man sich nicht entgehen lassen möchte; oder ein »Belohnungseffekt« tritt ein. Aber auch Stress und Leistungsdruck, Ärger mit dem Partner oder Probleme mit dem Nachwuchs können als permanente Seelenlast körperliches Wohlbefinden beeinträchtigen und sich im Versuch der Kompensation zu Ernährungsfehlern verdichten. Wird das Problem nicht in seiner Ganzheit erfasst und behandelt, sondern nur als Symptom, ist der Griff zu Abführmitteln, untauglichen Schlankmachern oder schönheitschirurgischen Fettabsaugemaßnahmen vorgezeichnet. Fast alle Beschwerden, die im Verdauungstrakt auftreten, haben neben organischen Fehlleistungen einen direkten seelischen Bezug, ohne dessen gleichzeitige Mitbehandlung kein dauerhafter Erfolg zu erwarten ist.

Übergewicht und die Folgen

Auch Mattes, einer jungen Vollwaise von 22 Jahren, war der Zusammenhang zwischen seiner speziellen Ernährungsweise, seinem Übergewicht, seiner Schuppenflechte und seinem Asthma klar, was ihn aber nicht daran hinderte, gelegentlich eine komplette Torte seiner Großmutter auf einmal zu versenken.
Mit fünfzehn Jahren war er das erste Mal bei mir gewesen. Als er mir seine Arme und Beine zeigte, erinnerten sie mehr an die Extremitäten einer Krustenechse als an die eines jungen Mannes. Sein Asthma hatte er weitgehend mit seinem »Püsterchen«, wie er sein kleines Sprayfläschchen nannte, »im Griff«. Damals hatte er »die hundert« schon erreicht. Kilogramm wohlgemerkt, bei 172 Zentimeter Körpergröße.
Während der Therapie arbeitete Mattes mit, machte alles, was ihm aufgetragen wurde, und begriff sehr leicht die Zusammenhänge zwischen seiner Lebensweise und seinen gesundheitlichen Problemen. Ein halbes Jahr nach der Therapie teilte er mir stolz mit: »Idealgewicht achtzig!« Wir beide wussten natürlich, dass es zu seinem tatsächlichen »Idealgewicht« noch ein gutes Stück hin war, dennoch bestand Grund zur Freude, weil sich vor allem nur noch vereinzelte rote Flecken auf Armen und Beinen zeigten und er sein »Püsterchen« lediglich für den Notfall mitnahm. Damals versprach er mir lachend: »Bei ›hundert‹ komm ich wieder, aber das wird nicht passieren.«
Ich war mir da gar nicht so sicher, denn bei Heranwachsenden gelten andere Regeln, wie ich schon des Öfteren hatte feststellen müssen; und davon sind nicht alle gut – wenn wir bloß mal an unsere eigene Jugend zurückdenken …
Es sollte tatsächlich nur eine Frage der Zeit sein, bis er wieder an meine Praxistür klopfte; dennoch dauerte es bis dahin sieben Jahre. Nach der Begrüßung erzählte er mir so ganz nebenbei, er habe

kurz zuvor ein Wettfressen mit seinen Freunden veranstaltet, das er nach sechs Liter Cola und acht doppelten Hamburgern für sich entschieden habe ...

»Wie ich sehe, hast du Wort gehalten, was deine hundert Kilo betrifft«, sagte ich ironisch.

»Nicht nur damit. Die Schuppenflechte stellt sich wieder ein – und dann das.« Er reichte mir eine Akte mit den letzten Befunden, die ich überflog.

»Gratuliere, ganze Arbeit, die du da geleistet hast. Und die Torten deiner Oma?«

»Schmecken seit zwei Jahren wieder.«

»Seh ich an den Werten.« Sie hatten sich im letzten Jahr gravierend verschlimmert. Was allerdings noch erschwerend dazukam, war eine Erhöhung der Zuckerwerte im Blut. Er bemerkte auch mein besorgtes Gesicht und meine strengere Art, die er so nicht gewohnt war: »So schlimm?«

Ich nickte. »Hat dir das dein Hausarzt nicht schon erklärt?« Ich deutete auf die Befunde, die zwischen uns lagen.

»Doch, aber ...«

»Aber was?«

»Ich hab nur so wenig von dem verstanden, was der mir erzählte.«

»Sprach er so undeutlich, oder wolltest du ihn nicht verstehen?«

Mattes schwieg.

Ich hakte nach: »Zuckerwerte, Leberverfettung, Blutdruck, Gewicht. Alles viel zu hoch, teilweise sogar gefährlich zu hoch, und das in deinem Alter. Wundert mich, dass er dich nicht ins Krankenhaus eingewiesen hat.«

»Hat er doch gemacht, dort haben sie mich dann auf Tabletten eingestellt, die mich erst einmal über die Runden bringen.«

»Fragt sich nur, wie lange.«

»Ich dachte halt, Sie bringen das wieder in Ordnung.«

»Warum? Damit du hinterher wieder so weitermachen kannst wie vorher?«

Mattes war so kleinlaut, wie ich ihn noch nie erlebt hatte. Aber es hatte in ihm »klick« gemacht, und er zog das Fasten und die gesamte Therapie durch, ohne mit der Wimper zu zucken. Er wusste, dass es diesmal nicht »nur« um seine Gewichtsprobleme, um seine Schuppenflechte oder ums Asthma ging, sondern um grundsätzlichere Angelegenheiten, die für sein weiteres Leben entscheidend sein würden.

Jeder Patient, der sich einer Darmsanierung unterzog, bekam von mir zum Ende einer Therapie hin »eingetrichtert«, dass die wichtigste Zeit nicht die Dauer der Behandlung ist, sondern das erste halbe Jahr danach, in dem sich der Heilerfolg stabilisiert oder eben auch nicht.

Ich hatte Mattes zur Bedingung gemacht, dass er einmal die Woche anrufen sollte, um Bericht zu erstatten, was er auch laufend tat. An seiner Stimme bemerkte ich, dass es ihm zunehmend besser ging. Ein gutes Zeichen, die Therapie schlug an. Es kehrte immer mehr Ruhe in ihm ein, die die früheren Aufs und Abs ablöste. Mattes hatte seine Lektion fürs Leben gelernt.

Für einen therapeutischen Erfolg auf Dauer ist es immer wieder entscheidend, wie man mit sich umgeht. Lässt man dem Körper Zeit, sich zu regenerieren, oder fällt man so schnell wie möglich wieder in alte Verhaltensweisen zurück und arbeitet gezielt auf den nächsten Rückfall hin? Für die meisten Therapeuten ist ein Patient geheilt, sobald er keine Beschwerden mehr hat und zum letzten Mal die Praxistür hinter sich schließt. Allerdings nicht für mich. Die wichtigste Zeit ist wie gesagt die »danach«, sobald die Haus- und Heimtherapie begonnen hat, bei der es sich zeigt, ob man das Gelernte umsetzt, denn »nach der Therapie« sollte nicht »vor der Therapie« wie im Fall Mattes sein. Leider vergisst man manchmal allzu bald, wie es einem zuvor gegangen war, und allzu oft ist es erst der erneute Leidensdruck, der einen vernünftig werden lässt – was dann aber auch oft zum Erfolg führt. Bei Mattes war es nicht anders. Wir hatten danach noch jahrelang lockeren Kontakt. In der Saison schickte er mir immer ein Päckchen Braunschweiger Spargel, wie er sagte: »Eine ganz besondere Sorte, mit einem lieben Gruß von meiner Oma.«

Falsches Essen macht krank, das ist wirklich kein Geheimnis. Dies gilt nicht nur für Übergewichtige, sondern für ernährungsbedingte potenzielle chronische Erkrankungen. Seit Jahrzehnten findet beispielsweise wegen Zucker ein gigantisches Tauziehen zwischen Industrie und Gesundheitswesen statt. Bis heute sind kaum nennenswerte Erfolge zu verzeichnen, was sich an dem jährlich steigenden Zuckerkonsum unschwer ablesen lässt. Das allerdings liegt sicherlich nicht am Mangel von Informationen, denn schon der Arzt Dr. Max-Otto Bruker (1909–2001), der zum Beispiel im Jahr 1991 das Buch *Zucker, Zucker* schrieb, welches bis heute nichts von seiner Aussagekraft verloren hat, warnte seit Jahrzehnten vor den Auswirkungen, die Zucker – bewusst oder unbewusst genommen – anrichten kann. Neben den gesundheitsschädigenden Wirkungen wies Bruker klar darauf hin, wie der Zucker unter »wissenschaftlichen Prinzipien« vermarktet wird. Glücklich soll er machen und das Leben versüßen. Doch wenn überhaupt, dann das Leben der Hersteller beziehungsweise Vertreibenden, aber sicher nicht das des unkritischen Verbrauchers.
Jedes Jahr erkranken über 350 000 Bundesbürger neu an Diabetes. Ursache hierfür ist an erster Stelle ebenjener Zuckerkonsum, wenn auch Weißmehlprodukte und Fette ebenso mitverantwortlich für den stetigen Anstieg der Zahlen sind. Fettsucht ist der

Hauptgrund für den hier beschriebenen sogenannten Altersdiabetes, an dem wie gesagt makabrerweise immer mehr junge Menschen erkranken. Im Jahr 2010 sind etwa zehn Millionen Deutsche (jeder achte) nach Aussage der Diabetes Union in Berlin davon betroffen.

Jeder zweite Herzinfarkt, jeder zweite Schlaganfall trifft einen Diabetiker. Diabetes hat aber auch ein zweites, heimtückischeres Gesicht: Angriffe auf Gefäße, Nerven und Augen, Amputationen, Nierenschädigungen, Übersäuerung des Bluts, zum Ende hin dann Koma und Erstickungstod – mit Sicherheit viele gute Gründe, um dankend auf eine Versicherung nach englischem Vorbild zu verzichten und sich lieber etwas mehr um seine Gesundheit zu kümmern, oder?

Auf dem Weg zu einer regelmäßigen Verdauung

Wenn Sie es bisher nicht schon ohnehin getan haben, dann ist jetzt der beste Zeitpunkt, um ein bisschen umzudenken. Wir müssen nicht alles in uns hineinstopfen und horten, was uns die moderne Wohlstandsgesellschaft aufschwatzen respektive überstülpen will.

Schauen Sie sich für den Anfang einfach einmal in Ihrer Wohnung oder Ihrem Haus um. Was brauchen Sie, um sich wohl zu fühlen? Hier lautet das Motto: »Je mehr, desto schlechter.« Wenn Sie den Müll aus Ihrem Darm loswerden und damit die Grundlage für ein gesundes Leben schaffen wollen, dann fangen Sie gleichzeitig auch in Ihrem Umfeld, Ihrem Zuhause an. »Ausmisten!«, lautet die Parole. Ein paar Stunden, vielleicht ein paar Tage, ich hoffe nicht Wochen oder gar Monate, und Sie werden sich wundern, wie gut Ihnen das tut. Ich kenne keinen Fall, der mir das Gegenteil bewiesen hätte.

Haben Sie Kinder, die sich alles nachtragen lassen, oder ist es gar Ihr Partner, der dieselbe Neigung hat? Lernen Sie, auch einmal nein zu sagen. Räumen Sie auf! Beginnen Sie, sich von unnützen Zwängen zu befreien. Gehen Sie auch die Arbeiten an, die Sie seit Äonen mit schlechtem Gewissen vor sich herschieben. Sie tun sich und Ihrer Familie Gutes damit. Höre ich da ein »Ja, aber« oder ein »Leichter gesagt als getan«? Der erste Schritt ist der schwerste, sicher, nur ohne ihn geht es nicht. Außerdem beginnt die längste Reise mit ihm. Fassen Sie also einen Entschluss und besprechen Sie ihn mit Ihrer Familie. Vernunft vorausgesetzt, werden Sie zu einem für alle Mitglieder befriedigenden Plan kommen, um die Weichen in Richtung Gesundheit zu stellen. Sind Sie Single, dann entfällt natürlich die Prozedur der Überzeugungsarbeit anderer, aber an sich selbst müssen Sie freilich auch konsequent arbeiten …
Der nächste Schritt ist, den Tagesablauf so zu verändern, dass Sie »gesunde Maßnahmen« in Ihren Alltag integrieren können. Beginnen Sie mit früherem Aufstehen. In einem Monat sollten Sie es auf eine Stunde gebracht haben. Müssen Sie sehr früh zur Arbeit, dann nehmen Sie sich die Zeit nach Feierabend.

»Wenn ich nicht an meinem Leben arbeite, wird das Schicksal das für mich tun.« Auf unseren Darm übertragen, könnte dieses Prinzip so paraphrasiert werden: »Wie ich meinen Darm behandle, so wird er mit mir umgehen.« Schnell und hastig eingenommene Ernährung befördert er in aller Regel schnell und hastig in die Keramik. Eine sporadische Ernährung hat eine unregelmäßige Verdauung zur Folge. Viel Flüssigkeit lockert den Stuhl, wenig verdickt ihn. Chemische Nahrungsmittel erzeugen eine Kloake, biologische sorgen für Klarheit. Fleischreiche Kost entwickelt Fäulnisgase, pflanzliche dagegen Gärung. Stress und Angst erzeugen Durchfall, Nichtstun führt zu Darmträgheit.

Unser Darm liebt einen geordneten Tagesablauf, einen Rhythmus, auf den er sich einstellen kann. Das beginnt, ganzheitlich betrachtet, mit dem Aufstehen, der morgendlichen Körperpflege, dem Ankleiden, der Tasse Kaffee oder Tee, verbunden mit einem Frühstück, dem täglichen Ablauf und endet mit dem Zubettgehen.

Das ist die Gemeinsamkeit aller. Die Wachphase entscheidet über den geistigen, seelischen und körperlichen Müll, den wir produzieren oder zulassen, die Schlafphase darüber, wie er aufgearbeitet wird. Planen und organisieren wir den Tag am Abend vorher oder frühmorgens im Geiste, wird das Tagespensum zufriedener erledigt, als wenn wir alles einfach nur so über uns hereinbrechen lassen. Für mich war es im Lauf meiner Praxistätigkeit immer wieder erschreckend, zu erkennen, wie wenig Patienten ihren Tagesablauf im Griff hatten: chaotische Hektik auf der einen Seite, lähmende Antriebslosigkeit auf der anderen. Mit beiden Einstellungen bekommt man sein Pensum nicht in den Griff. Der Darm passt sich an, so weit er kann, aber er liebt die Gewohnheit über alles.

Um eine geordnete Verdauung zu gewährleisten, liegt der erste Schritt also in einer konsequenten Regulierung des Tagesablaufs, und der beginnt mit dem Aufstehen. Eine Stunde früher bringt viel, zwei Stunden können Wunder bewirken. Notfalls geht man eben früher zu Bett. Wichtig ist ein Zeitraum, den man ganz für sich allein auskosten kann. Man setzt sich entspannt bei einer Tasse Tee oder Kaffee in die Lieblingsecke, hört leise Musik und beginnt in Ruhe, gedanklich seinen Tag zu planen. Vielleicht braucht es eine gewisse Zeit, bis die Umstellung greift, aber diese eine Stunde ist die wichtigste des Tages. Keine Zeitung, kein Fernsehen, nichts, was von Ihnen selbst ablenkt.

Hat man einmal so die Anfangshektik des Tages im Griff, fällt es einem weniger schwer, die Ruhe und Konzentration auf die Zeit der Nahrungsaufnahme zu übertragen. Ihr Darm – und nicht nur der – wird es Ihnen danken. Die Energien, die Sie ansonsten nämlich während des Essens mit der Konzentration auf andere Dinge verschwenden würden, fehlen Ihnen bei der Verdauung. Das Kauen kommt zu kurz, was zur mangelhaften Übertragung von Geschmacksinformationen führt. Es entsteht hier schon ein Teufelskreis für die Verdauungsorgane. Durch eine ungenügende Vorverdauung im Magen haben Bauchspeicheldrüse, Galle und Darm das Nachsehen und müssen dann versuchen, das Beste daraus zu machen. Das gelingt nicht immer.

Die Folge, auf den Punkt gebracht: Ohne geregelten Tagesablauf gibt es keine geregelte Verdauung. Viele Erkrankungen nehmen hier häufig ihren Anfang. Je weiter das Ganze fortschreitet, desto schwieriger wird es, wieder zur Normalität zurückzukehren. Die Gedanken beginnen sich immer mehr um die gesundheitlichen Probleme zu drehen. Man fängt an, in allen Bereichen vorsichtiger zu werden, holt vielleicht Informationen über gesunde Ernährung ein, nimmt Medikamente für oder gegen etwas und freut sich, wenn kurzfristig Erleichterung eintritt. Doch man verändert nichts Wesentliches, die eingefahrenen Verhaltensweisen über Bord schmeißen zu müssen täte am meisten weh. Es gibt nicht vieles, was schwieriger ist, als sich selbst einzugestehen, dass man etwas falsch macht. Zwänge beherrschen oftmals das Leben, bis der Leidensdruck Einsicht zur Veränderung erzwingt. Leider manchmal sehr spät, hoffentlich nicht zu spät.

Sobald man jedoch begonnen hat, sein Leben neu zu ordnen, beginnt der etwas schwierigere Teil der Selbstkontrolle, der eine wichtige Eigenschaft voraussetzt: *zu sich selbst ehrlich zu sein.* Nur wenn man bereit ist, eigene Fehler zu erkennen und zu korrigieren, kann man Rückfälle zu alten Gewohnheiten in den Griff bekommen. Um allerdings Fehler als Fehler zu erkennen, bedarf es mehr als nur des Gedankens an eine Veränderung. Erinnern wir uns an Goethes *Zauberlehrling:* »Herr, die Not ist groß! Die ich rief, die Geister, werd ich nun nicht los.«

Jeder kennt das Gefühl, beherrscht zu werden. Kleine »Teufelchen«, die sich immer wieder in uns einnisten und Dinge tun lassen, welche mit der Vernunft nicht zu erklären sind und auch nicht erklärt werden müssen, sind einfach da, Bestandteil unseres Lebens. Sie verführen uns, bringen Freude und Lust, aber auch Trauer und Leid, wenn sie unseren Alltag bestimmen. Ausrotten können wir sie nicht, sie sind ein Teil von uns, aber wir können lernen, sie zu verstehen, um mit ihnen umzugehen. Feinde werden uns so lange schaden, bis man sie zu Freunden gemacht hat. Eine Sucht kann man nicht bekämpfen, man kann sie nur in andere Bahnen leiten. Wenn man allerdings etwa das Rauchen aufgibt und sich gleichzeitig mit Süßigkeiten vollstopft, hat man nichts gewonnen – nur ausgetauscht. Die Teufelchen haben dann gut lachen, manchmal wird es ihnen aber auch wirklich zu leicht gemacht! Da hilft dann nur noch Exorzismus. Keine Angst, es geht hier ohne Kruzifix, Weihwasser, Gebet oder Beschwörungsformel zu. Der eigene Wille und ein paar einfache Regeln reichen dazu völlig aus.

Einfache Regeln für eine regelmäßige Verdauung

- Gut kauen.
- Trinken fördert die Entgiftung (2 bis 3 Liter Wasser, Tee, Kombucha, Frucht- oder Gemüsesäfte täglich).
- Körperliche Belastung den persönlichen Vorlieben und Möglichkeiten entsprechend anpassen.
- Alles in Maßen. Das Gesunde liegt immer in der goldenen Mitte, wussten schon die alten Griechen. Ob Essen, Schlaf

oder auch Bewegung: Zu viel oder zu wenig macht auf Dauer krank. Zeichen hierfür sind Unregelmäßigkeiten beim Körpergewicht, in Bezug auf innere Ruhe, Konzentriertheit und Belastbarkeit.
- Regelmäßigkeit tut Körper und innerer Uhr gut.
- Genießen Sie Ihr gesundes Essen, und gönnen Sie sich ruhig mit gutem Gewissen ab und zu einen kleinen »Ausrutscher«.
- Fleisch und Fisch in Maßen, öfter pflanzliches als tierisches Fett. Obst und Gemüse täglich, so weit wie möglich frisch.
- Essen Sie täglich zwei, maximal drei Portionen, die gegen Abend mengenmäßig kleiner werden.
- Essen Sie keine Salate oder Rohkost zum Abend hin, es sei denn, Sie sind es gewohnt und ernähren sich nur von Rohkost. Dann sollten Sie zumindest keine Flüssigkeit mehr kurz vor, während oder nach dem abendlichen Mahl zu sich nehmen (sonst entstünde ein »Gärbottich«).
- Öfter mal basische Kost einschieben, vor allem dann, wenn mal mit saurer Kost »über die Stränge geschlagen« wurde (siehe die Tabelle im Kapitel »Säure- und basenhaltige Nahrungsmittel«). Nach Grillabenden, Geburtstagen oder sonstigen Feiern mit »ungesundem Essen« sollte man die nachfolgenden Tage ein bisschen zum ernährungs- und getränkemäßigen Gegensteuern nutzen.
- Einmal im Jahr seinen Organen einen »Urlaub« gönnen (als kleine Anregung schauen Sie sich bitte das Kapitel »Fasten« an).
- Und vor allem und bei allem: *mit Humor durchs Leben gehen und sich selbst nicht immer so wichtig nehmen!*

Tarnen und täuschen:
Unsere Lebensmittel »lügen«

Im Kindes- und Jugendalter wird häufig schon der Grundstein zur Trägheit gelegt: zu wenig Bewegung, zu viel Fernsehen, Internet oder Computerspiele, die Schlaffheit und Unausgeglichenheit fördern. Die fehlende Durchblutung führt zu einer Unterversorgung mit dem lebenswichtigen Sauerstoff. Natürliche Körperfunktionen erlahmen. Aber auch andere Funktionen leiden unter der Untätigkeit, etwa die der Darmhormone wie des GLP-1, dessen Hauptaufgabe es ist, eine stimulierende Wirkung auf das Insulin der Bauchspeicheldrüse auszuüben, um die Blutzuckerwerte normal zu halten. Eine Behinderung dieser und anderer Drüsen durch fehlerhafte Lebens-, aber auch Ernährungsweisen hat weitreichende Folgen auf unseren gesamten Verdauungstrakt, die nicht zu unterschätzen sind. Dazu gehören vor allem Chemikalien, Hormone, auf Bakterienstämmen gründende genmanipulierte und nichtgenmanipulierte Enzyme, die teils mit, teils ohne Billigung des Gesetzgebers in Nahrungsmittel Eingang finden.

Von den seit Jahrzehnten vieldiskutierten Zusatzstoffen mit E-Nummern hört man in der letzten Zeit kaum mehr etwas, und man könnte fast meinen, sie wären mittlerweile unbedenklich; aber schauen Sie sich bitte einmal die Übersicht an, in der durchaus gebräuchliche Substanzen aufgelistet sind und die Gefahren, die von ihnen ausgehen können.

Wirkungen von Zusatzstoffen (nach E-Nummern)

- Gesundheitsschädigend: E 125, 141, 150, 153, 171, 172, 173, 240, 244, 477.
- Gefährliche Zusätze: E 102, 110, 124.
- Darmstörungen: E 220, 221, 222, 223, 224.
- Verdauungsstörungen: E 338, 339, 340, 341, 407 (unter anderem in Eiscreme), 450, 461, 463, 465, 466.
- Hauterkrankungen: E 230, 231, 232, 233.
- Zerstörung von Vitamin B_{12}: E 200.
- Cholesterinspiegelsteigernd: E 320, 321.
- Empfindlichkeit der Nerven: E 311, 312.
- Mundfäule: E 330.
- Krebserregende Zusätze: E 123 (im Tierversuch kanzerogen, in den USA verboten), 131, 142, 210, 211, 213, 214, 215, 216, 217, 239.
- Schwefelhaltige Zusätze können Asthmatikern gefährlich werden und verursachen Kopfschmerzen (zum Beispiel in Wein).

Glutamat und das »Chinarestaurant-Syndrom«

Es gibt kaum noch Fertigprodukte ohne Lebensmittelzusätze oder chemische »Geschmacksdesignerdrogen«. An vorderster Front ist da Glutamat zu nennen oder, exakter, Mononatriumglutamat. Es steht im Verdacht, bei der Entstehung von Epilepsie, Parkinson und Alzheimer eine Rolle zu spielen, mit Sicherheit aber lässt es Nervenzellen absterben, und auch unsere in den Darm eingebetteten Nervenzellen leiden unter diesen Giften, die das gesamte Verdauungssystem stören können.

Das »Chinarestaurant-Syndrom« ist wohl eine der bekanntesten Erscheinungsformen, die durch Mononatriumglutamat ausgelöst werden: Nach kurzer Zeit kommt es zu Mundtrockenheit, geröteten Hautpartien, Taubheit der Arme, angeschwollenen Lippen, Kopfschmerz, Juckreiz, Nackensteifheit, Unwohlsein, Schwindelgefühlen, Ohnmacht, Atemnot, Herzrasen und zur Lähmung der Oberarme.

Bevor Sie das Essen bestellen, fragen Sie in Restaurants daher besser nach, in welchen Gerichten Glutamat Verwendung findet, auch wenn Sie bisher noch keine Reaktionen darauf verspürt haben, denn viele Allergien entwickeln sich erst über einen längeren Zeitraum. So kann es passieren, dass etwas, was man vermeintlich gut zu vertragen meint, der Auslöser verschiedenster Probleme ist, man aber ursächlich keine Verbindung erkennt.

Glutamate (E 620 bis E 625) gehören zu den am häufigsten angewandten Geschmacksverstärkern und kommen meistens in Fertig- und Halbfertigprodukten wie Kartoffelchips, sonstigem Knabbergebäck, Tütensuppen, Brühwürfeln, Würzmischungen, Fleisch- und Wurstwaren, Fleisch- und Gemüsebrühen vor, um nur einmal die Haupteinsatzgebiete außerhalb von Chinarestaurants zu nennen.

Es geht nicht allein um die möglichen Giftstoffwirkungen von Geschmacksverstärkern, die mit Einstiegsdrogen vergleichbar sind. Speziell Glutamat entfaltet seine Wirkung wie andere Suchtstoffe auch als Neurotransmitter durch Anregung der Gehirntätigkeit. Natürliche Geschmacksgeber werden plötzlich als »flach« empfunden, wenn der »fünfte Geschmack« (jenseits von süß, sauer, salzig und bitter) unserer Zungenknospen durch Glutamat aktiviert wird: »Umami« ist ein japanischer Begriff und wurde Anfang des 20. Jahrhunderts geprägt. Dessen fälschliche Bedeutung »Wohlgeschmack« basiert auf »herzhaftem Fleischgenuss«. Das hat auch seine Bewandtnis, denn Glutamat wird, wenn nicht über Fermentation, so aus konzentriertem Fleisch hergestellt. Die im Fleisch vorhandene Glutaminsäure ist der Träger dieser Geschmacksrichtung und kommt überwiegend in Fleischprodukten vor. Zur Herstellung werden Innereien vom Schwein unter Einwirkung von Enzymen aus Schimmelpilzen in Salzsäure verkocht, danach mit Natronlauge neutralisiert, mit Zuckercouleur als Flüssigware, getrocknet als Pulver oder, mit Fett versehen, als Brühwürfel in den Handel gebracht. Der Rest wird in Fertiggerichten und Dosennahrung verbraucht.

Glutamat wird also mit Vorliebe dort eingesetzt, wo etwas vorgegaukelt werden soll, was eigentlich gar nicht da ist: guter Geschmack. Daher ist das Haupteinsatzgebiet minderwertige Ware. Man kann davon ausgehen, dass sämtliche Speisen, die unter Mitwirkung von geschmacksverstärkenden Produkten zubereitet werden, eine schlechte Qualität aufweisen, die kaschiert werden soll. Überall, wo »Glutamat« oder »Geschmacksverstärker« draufsteht, wird also bewusst etwas übertüncht. Die Rechtsprechung würde dieses Vorgehen in vielen anderen Fällen als »Vortäuschung falscher Tatsachen« bezeichnen (§ 263 StGB). In der Lebensmittelchemie macht man einen Beruf daraus.

Dieser »Vorkämpfer des schlechten Geschmacks« öffnet aber auch die Tür für andere Zusatzstoffe, die in seinem Gefolge nur ein einziges Ziel vor Augen haben: die Täuschung unserer Sinnesorgane, die »Hüter des guten Geschmacks«. Sind sie erst einmal überwunden, kann mit einer stufenweisen Erhöhung der Reizschwelle begonnen werden. Natürliche Geschmacksempfindungen werden abgetötet oder zumindest so abgeschwächt, dass man ein Vielfaches mehr an Süßem, Saurem, Salzigem und Bitterem benötigt, um die gewohnte Befriedigung zu erhalten. Die Nahrungszufuhr muss somit laufend erhöht werden: ein weiterer entscheidender Faktor für die extrem steigenden Zahlen von Darmerkrankungen und Übergewicht.

Die Küche der Chemie

Zusätzliche Irritationen der Sinne erzeugen schon bei geringsten Konzentrationen die alles überlagernden Aromen aus der Küche der Chemie. Das natürliche Warnsystem wird dadurch ausgeschaltet. Zitronenduft, das Frischeerlebnis schlechthin, verdeckt muffige oder faulige Gerüche, die eigentlich dazu da sind, uns auf etwas Gefährliches, zumindest Schädliches oder Ungesundes hinzuweisen. Indem wir die uns warnenden Geruchssignale durch einen uns bekannten »Frische vorgaukelnden Duft« überlagern, beseitigen wir das Übel nicht.

Lassen Sie mich ein Beispiel aufführen: Der Gestank, den man möglicherweise auf der Toilette hinterlässt, kann als Maßstab für die momentane Qualität der eigenen Nahrung gelten, gleichzeitig sagt er aber auch etwas über den Zustand des Dickdarms aus. Je intensiver der Gestank, umso schlechter ist die schleimige Schutz- und Gleithülle des Kots und umso übler die dafür verantwortliche Nahrung.

Warum schlagen so viele Menschen die einfachste Warnung, die ihnen der Darm bieten kann, aus und überlagern ihn von vornherein mit grausam riechenden künstlichen Düften, die so viel Nachteile für sie selbst und die Umwelt mit sich bringen? Um sich nicht schämen zu müssen, beseitigen ein, notfalls zwei entzündete Streichhölzer nach dem Stuhlgang restlos den Geruch für eventuell nachfolgende Gäste. Aber ich bitte wiederholt, zu bedenken, dass es nichts Unbestechlicheres als diesen Geruch gibt, um den Zustand seines Darms beurteilen zu können. Mit einer Korrektur der Ernährung sollte man nach ein paar Wochen erfreut feststellen können, dass es kaum mehr einen Anlass zum Anzünden von Streichhölzern geben wird.

Leider wird die Methode des Tarnens und Täuschens auch bei traditionellen Gewerbezweigen immer gebräuchlicher. Sobald sich Bauer, Metzger oder Bäcker auf »moderne« Produktionsverfahren eingelassen haben, sind sie gerngesehene Zwischenhändler der chemischen Industrie bei mehr Profit und weniger Einsatz.

Nehmen Sie doch einfach mal den Bäcker in Ihrer Nachbarschaft. Weiß er noch, was in seinem verlockend aussehenden Backwerk alles an Zutaten enthalten ist? Dann können Sie sich glücklich schätzen. Bei den meisten anderen aber, die sich von der alten Traditionsbäckerei wegen der zeitaufwendigen und kostenintensiven Verfahren abgewandt haben, lässt die Großindustrie grüßen. Denn leider erleichtern sich zu viele Bäcker heutzutage die Arbeit mit Hilfe von Chemikalien, mit denen man den Verbraucher auch verschonen könnte.

Milch- oder Essigsäure, Wein- oder Zitronensäure, Kalziumacetat beziehungsweise -phosphat, Monokalziumphosphat, Lecithin, Triphosphat, Natriumacetat: All das bringt uns sicher nicht um. Aber wie sieht es mit Allergien aus? Denn je mehr dieser Stoffe man sich einverleibt – so die Grundregel –, desto mehr Möglichkeiten tun sich auf, unerwünschte Reaktionen zu zeigen. Manche machen sich erst nach Stunden oder Tagen bemerkbar.

Eindeutige Rückschlüsse auf die auslösenden Faktoren sind durch die Fülle an Substanzen fast unmöglich zu ziehen. Und das Spektrum der potenziellen Krankheitsbilder? Es reicht von A bis Z …

Diese Stoffe, deren Zweck es ist, die Reifezeit von Hefe- und Sauerteig drastisch zu verkürzen, sind nur ein verschwindend kleiner Teil der möglichen Zusatzstoffe für Nahrungsmittel. Tonnenweise gelangen solche Chemikalien täglich in die Nahrungsmittel.

Schauen wir uns diese Stoffe doch einmal genauer an: etwa die Milchsäure. Sie kommt im Blut, in den Muskeln, der Niere, der Galle und in Körperflüssigkeiten vor. Außerhalb des Körpers erscheint Milchsäure in Tomatensaft, Bier, eingelegtem Gemüse und, wie der Name schon sagt, in Milchprodukten. Sie ist in dieser Konzentration vollkommen ungefährlich für den Körper, ebenso wie die Essig-, Wein- oder Zitronensäure, die wir vom täglichen Gebrauch her kennen und die, allerdings bei entsprechender Veranlagung, Allergien auslösen können.

Für den Rest gilt das Gleiche. Anders sieht es da schon bei den Triphosphaten aus, die im Verdacht stehen, durch Hormonveränderungen Knochenentkalkung auslösen zu können. Auch die Beteiligung an Hyperaktivität bei Kindern wurde nicht ausgeschlossen. Beide Vermutungen fanden keine endgültige Bestätigung, dennoch wäre für mich allein die Diskussion über die Gefährlichkeit eines Stoffes ausreichend, um ihn aus meinem persönlichen Nahrungsangebot zu streichen.

Ein weiterer Stoff aus der Reihe von Beschleunigern zur Zeitersparnis bei der Brotherstellung ist Natriumacetat. Es ist identisch mit dem Abbauprodukt lebender Zellen und wird somit als vollkommen harmlos eingestuft. Dennoch wird man sich fragen, wer schon gern den Müll seiner Umgebung annimmt, um ihn dann am nächsten Tag mit seinem eigenen entsorgen zu müssen. Doch mehr noch, Müll ist von der Harmlosigkeit weit entfernt, wie wir heute am eigenen Körper erfahren müssen. Gut – man könnte argumentieren, dass in dieser geringen Menge ... Aber auch kleinste Reize lösen eine Kettenreaktion aus. Denken wir da beispielsweise einmal an die These vom »Schmetterlingseffekt« aus der Chaostheorie, der zufolge der Schlag eines Schmetterlingsflügels im Amazonasgebiet einen Orkan in Europa auslösen kann. Oder einfach nur an homöopathische Mittel, die teilweise so weit potenziert (verdünnt) sind, dass sie kein Molekül der

Ausgangssubstanz mehr enthalten: Dennoch entfalten sie Wirkungen, die sogar erfahrene Therapeuten immer wieder in Staunen versetzen.

Eines Tages beispielsweise schaute eine Mutter aus der Nachbarschaft mit ihrem etwa zwölf Monate alten Säugling bei mir in der Praxis vorbei. Sie berichtete, dass er seit zwei Wochen wenig schlief. Er hatte Schnupfen und hustete ab und zu. Pustelartige Ausschläge zogen sich über Stirn und Kopfhaut. Die Augen waren gerötet und tränten. Der Arzt hatte ihr ein leichtes Antibiotikum verschrieben, aber sie wollte erst noch meinen Rat einholen, bevor sie es ihm gäbe.

Ich hatte im Hinterkopf, dass Jahre zuvor einmal Eltern mit einem fälschlich als Neurodermitiker diagnostizierten Kind bei mir vorstellig waren und dass ich ihnen mit einem einfachen homöopathischen Mittel weiterhelfen konnte. Ich wusste noch, dass es ein Medikament aus dem Bereich des Kaliums war, mehr fiel mir aber auch nicht dazu ein. Wozu hat man Bücher? Schnell nachgeschlagen, dann wusste ich es wieder: Kalium jodatum. Das Kleine bekam von mir fünf Kügelchen einer Hochpotenz, und ich bat die Mutter, ein paar Tage abzuwarten, aber jeden Tag mit ihrem Kleinen bei mir vorbeizuschauen.

Am nächsten Tag kam sie freudestrahlend, um mir den Erfolg zu demonstrieren: Die Haut war über Nacht abgeheilt. Ich muss dazu erwähnen, dass die meisten homöopathischen Reaktionen normalerweise über eine sogenannte Erstverschlimmerung stattfinden. Nicht so in diesem Fall, was einmal mehr bewies, dass jede Regel ihre Ausnahme in sich trägt. Bei den Kleinsten unserer Mitbürger scheint es öfter mal so zu sein.

Ob über die Luft, über Getränke, Nahrung oder auch Medikamente: Säuglinge, Kleinkinder und Kinder reagieren anders, viel sensibler. Gut – bei der Homöopathie laufen grundsätzlich noch ganz andere Wirkungsmechanismen ab, dennoch ist an einer wesentlich höheren Empfindlichkeit bei Säuglingen und Kindern wohl nichts wegzudiskutieren.

Wenn all das Chemische, das immer mehr auf die Teller der Kleinen kommt, tatsächlich so unschädlich ist, wie behauptet wird, warum steigen dann Darmunverträglichkeiten, Allergien und andere auf Unverträglichkeit basierende Erkrankungen (über-)proportional an? Die Umwelteinflüsse allein können in diesem Zusammenhang nicht für alles verantwortlich gemacht werden. Insbesondere sollte man schon deswegen ins Grübeln kommen, weil viele dieser Erscheinungen nach Umstellung der gewohnten Nahrung auf eine andere, natürliche Kost meistens nach ein paar Wochen wieder verschwinden.

Ähnlich verhält es sich mit den Enzymen, den allgegenwärtigen Hilfs- und Botenstoffen, die, ursprünglich nur in winzigen Mengen im Körper produziert, an fast allen Lebensvorgängen beteiligt sind. Sie sind für Umwandlungsprozesse zuständig, die ohne sie nicht möglich wären. Das Fehlen des Enzyms Lactase führt zum Beispiel zu einer Unverträglichkeit von Milchprodukten. Die Reaktionen reichen von Durchfall bis Verstopfung und mehr. Enzyme beschleunigen chemische Reaktionen und bestehen aus Eiweißmolekülen. Sie finden sich in allen Zellen unseres Körpers, sind aber ganz speziell für bestimmte Aufgaben zuständig. Es gibt Enzyme für Leber, Herz und Bauchspeicheldrüse, die etwa durch übermäßigen und regelmäßigen Alkoholgenuss verstärkte Aktivitäten zeigen. Nehmen die Belastungen weiter zu, entstehen Erkrankungen von der Leberzirrhose über Diabetes bis hin zum Infarkt. Im Fall des Darms können zum Beispiel durch gewohnheitsmäßigen Chiligenuss die enzymatischen Vorgänge in ein solch überaktives Stadium geraten, dass Stoffwechselstörungen, Schädigungen der Darmschleimhaut, Durchfall oder auch schlimmstenfalls Krebs zu befürchten sind.

Natürliche Lebensmittel wie frisches Obst und Gemüse liefern unserem Darm genau die notwendigen Enzyme, um so etwas verhindern zu können. Wie wir aber gleich sehen werden, wird der Einsatz von chemischen oder gentechnisch produzierten Enzymen in modernen Bäckereien sicherlich nicht aus gesundheitlichen Gesichtspunkten heraus erwogen:

- *Proteasen* sparen bei der Teigvorbereitung Knetzeit.
- *Amylasen* wirken dem Altern des Brots entgegen.
- *Pentosanasen* spenden dem ansonsten etwas trockenen Roggenbrot eine angenehm saftige Beschaffenheit.
- *Amyloglucosidasen* zaubern aus altbackenem Brot eine süßlich schmeckende Masse, die mehreren Kuchensorten zugesetzt werden darf.
- *Lipoxygenasen* bleichen die Krume unserer Weiß- und Toastbrote.

Vorsorglich hat man Enzyme, wie Tausende von anderen Zusatzstoffen auch, als »Nicht-Zusatzstoffe« einstufen lassen, um sie, obwohl vorhanden und nachweislich im Produktionsprozess benutzt, in einer Trickkiste juristischer Fachausdrücke verschwinden zu lassen. So will man solche Stoffe davor schützen, jemals wieder zum Gegenstand öffentlicher Diskussionen zu werden, um damit die Gefahr auszuschalten, dass sie letztlich aus dem Verkehr gezogen werden.

Von den unzähligen Substanzen stelle ich Ihnen hier einmal den »Nicht-Zusatzstoff« Cystein vor. Das Mittel wird in fast jeder Bäckerei gebraucht, damit der Brötchenteig sich hübsch elastisch verarbeiten lässt und nicht die Neigung zeigt, in der Maschine hängenzubleiben, was sich auf das geschmacksneutrale Ballonformat unserer knackigen Semmeln negativ auswirken könnte.

Chemisch gesehen, ist Cystein ein Eiweißbaustein, der eigens für Deutschlands Frühstücksbrötchen aus tiefschwarzem ostasiatischem Menschenhaar gefertigt und per Luftfracht eingeflogen, gelegentlich aber auch aus ganz gewöhnlichen Schweinsborsten fabriziert werden soll. Horn wie Fingernägel oder auch Federn seien ebenso mögliche Ausgangsprodukte für die Herstellung Ihres Lieblingsbrötchens, -brotes oder auch -kuchens ... Cystein erhöht das »Gashaltevermögen«, dient also dazu, die Form des Brötchens oder auch des Kuchens aufrechterhalten zu können, wobei wir wieder beim Thema »Tarnen und täuschen« wären.

Die Invasion der Gentechnik

Seit ein paar Jahren allerdings ist die Gentechnik auf dem Vormarsch. Mit deren Hilfe können die meisten Stoffe auch auf anderem Wege reproduzierbar gemacht werden. So auch das Cystein, das mittlerweile über *Escherichia coli* (E. coli) hergestellt werden kann, ein Darmbakterium, das uns später noch mehrmals begegnen wird.

Erinnern wir uns: Die Kennzeichnungspflicht der Enzyme entfällt, aber auch gentechnisch produzierte Zusatzstoffe sind nicht zu kennzeichnen. Hier erfahren wir, warum, oder vielleicht doch nicht?

Laut EU-Verordnung sind Zusatzstoffe, die in geschlossenen Systemen mit Hilfe von gentechnisch veränderten Mikroorganismen hergestellt werden, nicht zu kennzeichnen. Voraussetzung ist, dass der jeweilige Zusatzstoff aufgereinigt werde und keine Mikroorganismen enthalte. Erhalten die verwendeten Mikroorganismen Nährstoffe (Substrate) aus gentechnisch veränderten Pflanzen, bleibt der Zusatzstoff ohne Kennzeichnung.

Was ist nun mit den Kolibakterien? Wenn sie verändert sind, müssen sie nicht gekennzeichnet werden, ansonsten dürfen sie aber nicht enthalten sein ... Also alles, was dem Labor entstammt, ist gut?

Ganz nebenbei: Vitamine, Zusatzstoffe, Aromen, Enzyme, hergestellt mit Hilfe gentechnisch veränderter Mikroorganismen, müssen auch nicht gekennzeichnet werden.

Betrachten wir nur kurz die steigende Zahl der Übergewichtigen, die in Amerika ihren Anfang nahm. Trotz vermeintlich »unbedenklicher« Light-Produkte und gentechnischer Verfahren der Food-Designer ist keinerlei Rückgang von Schwergewichtigkeit zu verzeichnen. Kann es vielleicht sein, dass es an den Produkten selbst liegt? Nein – keinesfalls! Gentechnik ist nach Aussage ihrer Befürworter doch völlig harmlos, gestorben ist noch niemand daran.

Haben Sie schon mal etwas von Tryptophan gehört? Tryptophan ist Bestandteil mancher Antidepressiva, also von Medikamenten gegen dauerhafte Niedergeschlagenheit. Weiteres Vorkommen: in Geflügel, Rindfleisch, Eiern, Erbsen, Nüssen und Kartoffeln. Besonders ist es aber in der Kakaobohne enthalten, weswegen Schokoladenhersteller sofort darauf ansprangen, als es bekannt gemacht wurde, denn Tryptophan ist die Vorstufe des sogenannten Glückshormons Serotonin. Wegen dieser höheren Konzentration an Tryptophan in Kakaobohnen kam es dazu, Schokolade als Glücksvermittler in den Himmel zu heben. Der Schuss hätte allerdings auch nach hinten losgehen können, wenn folgende Geschichte, obschon sie etwas zurückliegt, in die falschen Hälse gekommen wäre.

In den Jahren 1989 und 1990 erkrankten in den USA etwa 1500 Menschen, wobei einige tödliche Folgen mit der Ursache Herzinfarkt zu verzeichnen waren. Verantwortlich hierfür war eine Erkrankung namens EMS. Das ist eigentlich eine Stoffwechselkrankheit, die nur bei Pferden und dort wiederum nur als »Wohlstandskrankheit« vorkommt.

Auslöser waren hochwirksame Verunreinigungen in dem Tryptophan-Präparat eines japanischen Herstellers, das die Erkrankten als Nahrungsergänzungs- und Beruhigungsmittel zu sich genommen hatten. Der Hersteller hatte neue Varianten gentechnisch veränderter Mikroorganismen für die Tryptophan-Produktion eingesetzt. Bis heute ist nicht zweifelsfrei geklärt, was die genaue Ursache der Katastrophe war: ein »Nebeneffekt« der gentechnischen Veränderung der Produktionsbakterien oder eine nicht ausreichende Aufreinigung des Tryptophan-Präparats.

Für die Betroffenen sicherlich unwichtig, warum es dazu kam. Aber wenn man bis heute noch nicht weiß, weswegen diese Menschen sterben mussten, wie kann man dann im gleichen Atemzug von der Ungefährlichkeit der Gentechnik sprechen?
Auch im Falle des Tryptophans treffen wir wieder auf einen alten Bekannten, unser E.-coli-Bakterium aus dem Darm, das einmal mehr zur gentechnischen Aufbereitung herhalten musste.
Weiß überhaupt noch jemand, was uns da alles zugemutet wird? Müssen wir alles schlucken, was an Lebensmittelgiften produziert wird, damit andere Gifte die Wirkungen der vorher verzehrten beseitigen, bis deren Nebenwirkungen uns dann endgültig den Rest geben? Sicherlich geschieht dies nicht von heute auf morgen, nein, es geht langsam, damit auch jeder was davon hat. Der Wahnsinn hat Methode.
Was würde unser Darm dazu sagen? Unser Darm, ja – wahrscheinlich würde er uns sogar auf vieles eine Antwort geben, könnte er sprechen. Aber würden wir ihm dann überhaupt zuhören, wenn er uns von seinem 24-Stunden-Job erzählte, zu dem er aufgrund solchen Irrsinns gezwungen wird? Oder dass die Qualität der Nahrung auch immer mehr zu wünschen übriglässt, seit-

dem die Mikrowelle Einkehr in die Küche gehalten hat? Dann noch diese grausige synthetische Fertignahrung, mit der sich sowohl die Bauchspeicheldrüse als auch Galle und Leber bis heute nicht anfreunden können. Und letztens noch die Schwarzwälder Kirschtorte; gegen ein, zwei Stücke wäre ja nichts einzuwenden gewesen, aber so … Das war eine Arbeit, bis alles in seine Bestandteile zerlegt war! Nur beim Überreizen kommt dem gesamten Verdauungstrakt heute noch alles hoch. Kann man es ihm verdenken?

Die Inhaltsstoffe einer Schwarzwälder Kirschtorte
(bezogen auf eine Torte, handelsübliche Größe)

Vitamine		*Spurenelemente*	
Vitamin A	204 µg	Eisen	743 µg
Vitamin B_1	29 µg	Zink	514 µg
Vitamin B_2	95 µg	Kupfer	119 µg
Vitamin B_3	186 µg	Mangan	132 µg
Vitamin B_5	280 µg	Fluor	35 µg
Vitamin B_6	40 µg	Jod	5,3 µg
Vitamin B_7	4 µg		
Vitamin B_9	3 µg	*Kohlenhydrate*	
Vitamin C	795 µg	Glucose	1148 mg
Vitamin D	1 µg	Fructose	885 mg
Vitamin E	186 µg	Lactose (Milchzucker)	3300 mg
Mineralstoffe		Monosaccharide	2033 mg
Natrium	51 mg	Disaccharide	9999 mg
Kalium	105 mg	Oligosaccharide, resorbierbar	28 mg
Kalzium	47 mg		
Magnesium	13 mg	Oligosaccharide, nicht resorbierbar	10 mg
Phosphor	77 mg		
Schwefel	44 mg	Polysaccharide (Stärke)	9384 mg
Chlor	67 mg		

Ballaststoffe		Fettzusammensetzung	
Poly-Pentosen	225 mg	Buttersäure	476 mg
Poly-Hexosen	337 mg	Hexansäure	304 mg
Poly-Uronsäure	129 mg	Octansäure	172 mg
Cellulose	113 mg	Decansäure	357 mg
Lignin	124 mg	Dodecansäure	439 mg
Wasserlösliche		Tetradecansäure	1426 mg
Ballaststoffe	314 mg	Pentadecansäure	185 mg
Wasserunlösliche		Palmitinsäure	4110 mg
Ballaststoffe	613 mg	Heptadecansäure	133 mg
		Octadecansäure	1623 mg
Aminosäuren		Eicosansäure	75 mg
Isoleucin	193 mg	Gesättigte Fettsäuren	9259 mg
Leucin	299 mg	Tetradecensäure	185 mg
Lysin	187 mg	Pentadecensäure	92 mg
Methionin	84 mg	Hexadecensäure	389 mg
Cystein	67 mg	Heptadecensäure	133 mg
Phenylalanin	189 mg	Octadecensäure	4145 mg
Tyrosin	138 mg	Eicosensäure	27 mg
Treonin	154 mg	Einfache ungesättigte	
Tryptophan	48 mg	Fettsäuren	4971 mg
Valin	237 mg	Octadecadiensäure	529 mg
Arginin	179 mg	Octadecatriensäure	238 mg
Asparaginsäure	406 mg	Eicosatetraensäure	11 mg
Glutaminsäure	738 mg	Docosahexaensäure	13 mg
Glycin	116 mg	Mehrfach ungesättigte	
Prolin	278 mg	Fettsäuren	791 mg
Serin	223 mg	Kurzkettige Fettsäuren	780 mg
Nichtessenzielle		Mittelkettige	
Aminosäuren	1919 mg	Fettsäuren	529 mg
Anteil		Langkettige	
pflanzliches Eiweiß	1458 mg	Fettsäuren	13 712 mg
Harnsäure	11 mg	Glycerin u. Lipoide	1068 mg
Purin N	4 mg	Cholesterin	88 mg

Legte man die im Kasten aufgeführte Litanei einem Ernährungswissenschaftler vor, was würde er wohl dazu sagen? »Das ist eine weitgehend ausgewogene Zusammenstellung lebenswichtiger Stoffe, geeignet für eine Dauerernährung«? Also alle Ernährungsprobleme auf einmal gelöst? Täglich Schwarzwälder Kirschtorte gegen Mangelernährung? Niemand würde ernsthaft daran denken.
Leider trifft dies de facto aber zu! Denn jeder, der sich gewohnheitsmäßig Nahrungsergänzungsmittel, Vitamine, Mineralien und wer weiß was noch einverleibt, könnte genauso gut seinen Bedarf mit dieser Torte decken – »ausgewogen und nahrhaft«, passend zum Motto: »Unsere Nahrungsmittel müssen Heilmittel und unsere Heilmittel Nahrungsmittel sein.« Auch wenn dieser uralte, von Hippokrates, Paracelsus oder Gott weiß woher stammende Ausspruch sicherlich nicht für die Pharmaindustrie gedacht war, kommen kaum noch Zweifel auf, dass er sich in seiner Persiflage schon längst zu verwirklichen beginnt. Es fehlt nur noch der letztendliche Schulterschluss mit der Lebensmittelindustrie, dann wird das Frühstück von Energiegetränken, Glücksgefühlskapseln und Konzentrationspülverchen bestimmt, die, mit Farbstoffen, Formgebern und Aromen versetzt, entfernt an Kaffee, Toast, Rührei und Marmelade erinnern. Das Fleisch-, Fisch- oder Geflügelkonzentrat des Mittagessens reguliert Gefühlsschwankungen, auftretende Müdigkeit oder Nervosität. Um das zeitaufwendige Kauen zu umgehen, werden Gemüse und Obst in Getränkeform durch stark zuckerhaltige Vitaminkomplexe und Mineralien ersetzt, während der exotische Nachtisch die manchmal aufkommende Übelkeit und Nebenwirkungen korrigiert. Der Abend ist dann je nach Situation geprägt von Potenzwässerchen oder Beruhigungsschokolade.
Zukunftsmusik? Leider nein. Gegenwart.

Einige Leser werden sich an dieser Stelle vielleicht in das Jahr 1976 zurückversetzt fühlen, als der französische Film »Brust oder Keule« mit Louis de Funès in die Kinos kam. Erinnern Sie sich an die Stelle, wo der Großindustrielle Jacques Tricatel bereit war, für seine Plastiknahrungsmittel so weit zu gehen, dass er sogar eine »Verwurstung« seines Gegenspielers, des Restaurantkritikers Charles Duchemin (de Funès), in Auftrag gab, um keinen Imageverlust seiner Fast-Food-Kette erleiden zu müssen? Was damals als überzogene »Persiflage« auf die ersten Autobahnrestaurants gedacht war, ist mancherorts traurige Wirklichkeit geworden.

Obst- und Gemüsepräparate in Pillenform, Hormone, Serotonin, Endorphine, Vitamine, Mineralstoffe und Spurenelemente, Amphetamine und nicht zu vergessen die blaue Pille für die besondere Situation werden nicht nur dann eingesetzt, wenn es therapeutisch ratsam erschiene, sondern um sich und andere zu belügen. Man hört nicht mehr auf die Zeichen und Warnsignale, die uns unser Körper sendet, sondern schlägt sie und leider auch sich selbst mit entsprechenden Präparaten langsam tot. Gut – einerseits ist der Umgang mit der eigenen Gesundheit Privatsache, solange man es selbst ausbadet und nicht die Gemeinschaft damit belastet (was de facto ja nicht geht). Andererseits ist es an sich schon traurig, wenn unser Leben ohne ersichtlichen Grund in die Abhängigkeit der Pharmaindustrie gerät und die Lebensmittelindustrie ihren Teil dazu beiträgt. Zigtausende von Stoffen, deren Geburt wir nicht in der Weite unserer Natur, sondern in der Enge von Reagenzgläsern finden, setzen das eigentliche Produkt zum reinen Geschmacksübermittler herab, zur Nahrung ohne Seele.

Ob Männer ihr grenzenloses Vertrauen in eine von Östrogenen bestimmte Fleischindustrie mit großen Brüsten und kleinen Hoden bezahlen und Frauen sich im gleichen Atemzug Silikonimplantate durch einen verstärkten Verzehr von künstlich beigefügten Östrogenen ersparen könnten, liegt am Konsumverhalten jedes Einzelnen. Wer täglich sein Fleisch braucht, muss sich nicht wundern, die Gratisnebenwirkungen gleich mit einzukaufen. In einigen asiatischen Ländern ist es ein Geheimtipp von Frauen aller Altersklassen, das Wachstum ihrer Brüste kurzfristig durch gehäuften Verzehr von Hühnerfleisch zu beschleunigen, berichtete eine Freundin von den Philippinen. Auch Faltenunterspritzungen, Solarien, Bräunungscremes und Parfüms könnte man sich bei genauerer Kenntnis chemisch aufbereiteter Nahrungsmittel ersparen, und nimmt man noch die Möglichkeiten der Gentechnik hinzu, könnten Nahrungsmittel Wünsche erfüllen, für die heute noch Umwege über Apotheker, Ärzte und Schönheitschirurgen notwendig sind.

Über den Tod hinaus ...

Auf meinen Vorträgen, Schulungen, Seminaren oder während des Praxisbetriebs wurde immer – wie sollte es auch anders sein? – fast ausschließlich über das Thema »Gesundheit« gesprochen. Eines Tages kamen wir auf Chemie in Nahrungsmitteln zu sprechen, was vor allem bei einem Patienten auf starke Resonanz zu stoßen schien. Als ich bei den Konservierungsmitteln anlangte, merkte ich, dass der Zeitpunkt gekommen war, mir eine Atempause zu gönnen, denn mein Gegenüber hatte scheinbar das dringende Bedürfnis, mir etwas mitzuteilen.
»Wissen Sie, Herr Vollmer, was mir seit Jahren immer mehr auffällt?« Er brauchte einen Moment, bevor er sich einen Ruck gab, um weiterzureden. »Die Leichen – sie verwesen kaum noch.« Als mir einfiel, dass er Leichenbestatter war, wurde mir klar, worauf er hinauswollte, während er weitersprach: »Sie benötigen wesentlich mehr Zeit als noch vor vierzig, fünfzig Jahren. Wenn wir sie

umbetten, sehen sie wie frische Wachsfiguren aus, und ich habe eigentlich nur eine Erklärung dafür: Chemie in der Nahrung. Denn am Bestattungsvorgang oder an den Hölzern für die Särge hat sich bei uns wenig verändert, und wenn ich's mir so recht überlege ...« Er machte eine kurze Gedankenpause, bevor er fortfuhr: »Bei Feuerbestattungen soll es auch gehäuft besondere Vorkommnisse geben.« Aber er verzichtete dann, weiter hierauf einzugehen.

Ganz von der Hand zu weisen waren die Beobachtungen des Bestatters nicht, denn seit mehreren Jahrzehnten werden in den Nahrungsmitteln Stoffe zum Einsatz gebracht, die den alten Ägyptern beim Mumifizieren viel Arbeit erspart hätten.

In den letzten fünfzig Jahren wurden in den Labors zum Beispiel viele neue Substanzen entdeckt, die zahlreiche Funktionen in Lebensmitteln erfüllen können. Zu diesen heute verfügbaren Lebensmittelzusatzstoffen gehören beispielsweise Emulgatoren in Margarine, Süßstoffe in kalorienreduzierten Produkten und eine ganze Reihe von Konservierungsmitteln und Antioxidanzien, die das Verderben oder Ranzigwerden eines Produkts verlangsamen und gleichzeitig den Geschmack erhalten.

Eine »gemeinnützige« Organisation zur Nahrungsmittelberatung

EUFIC ist das »Europäische Informationszentrum für Lebensmittel« (EUropean Food Information Center). Nach eigener Aussage eine »gemeinnützige« Organisation, die den Medien, Gesundheits- und Ernährungsfachleuten, Erziehern und meinungsbildenden Einrichtungen wissenschaftlich fundierte Informationen über Nahrungsmittelsicherheit und -qualität so-

wie Gesundheit und Ernährung auf eine für Konsumenten verständliche Weise liefert.
Der Hauptsitz ist Brüssel (wo sonst?), um alle Gesetzgebungen in Europa im Griff zu haben. Wenn man sich jedoch die Firmen anschaut, die die Zusammensetzung des Vorstandsgremiums bestimmen, also diejenigen, die das Geld der »wissenschaftlich fundierten« Informationen für »Nahrungsmittelsicherheit und Qualität« liefern, erkennt man schnell, dass es sich um die führenden internationalen Getränke- beziehungsweise Nahrungsmittelkonzerne und Fast-Food-Ketten handelt.
Die Organisation wird also von den Firmen und der EU finanziert, und durch den »gemeinnützigen« Status ist diese »Finanzierung« steuerlich absetzbar ...
Ein weiteres angestrebtes Ziel von EUFIC ist nach eigenen Worten, dass der Konsument über seine aktive Rolle aufgeklärt werden soll, die er bei der Verwendung sicherer Lebensmittel und der Entscheidung für eine ausgewogene und gesunde Ernährung spielt. Gemeint sind hier doch nicht etwa Cola- oder Burger-Produkte?
Synthetisch-biologisch – wertvolle Nahrung auf gentechnischer Basis: nicht nur für jeden, der sich mit gesunder und natürlicher Nahrung befasst, ein Widerspruch in sich. Was einige gutdotierte Wissenschaftler nicht daran hindert, dass sie sich mit Vehemenz daranmachen, der Öffentlichkeit Forschungsergebnisse zu präsentieren, die ihren Auftraggebern ermöglichen, ihre Produkte zu verharmlosen und zu verbreiten.

Nur die Dosis macht das Gift

Von allergie- bis krebsauslösend reicht das Nebenwirkungsspektrum der erlaubten Zusätze. Aber ist das denn tatsächlich alles so gefährlich? Es sind doch meist nur geringste Spuren, die den Nahrungsmitteln beigefügt werden. Nun, darüber haben wir schon gesprochen. Doch sollen sie auch vollkommen ungiftig sein – nach Aussage der Verantwortlichen. Und gibt es nicht einen Leitspruch, der da lautet: »Nur die Dosis macht das Gift«? Stimmt, Paracelsus, ein im 16. Jahrhundert wirkender Arzt, hat diesen Ausspruch geprägt. Er muss ein sehr unbequemer Zeitgenosse gewesen sein, lehnte er sich doch gegen Obrigkeiten auf, bezeichnete seine eigenen Kollegen als »Quacksalber« und räumte, wenn es ihm in den Sinn kam, schon mal schimpfend eine ganze Apotheke aus, um seinem Unmut über die »Drecksarzneien« Luft zu verschaffen. Wie er heute wohl dem Ganzen so gegenüberstünde?

Ob tierische, mineralische, pflanzliche oder chemische Stoffe, die allgemeine toxische Wirkung ist abhängig von der Dosis. Denn während manche Substanzen schon in kleinsten Spuren tödlich wirken, wie etwa Strychnin, kann sogar Kamillentee bei längerem übermäßigem Genuss giftstoffähnliche Reaktionen auslösen. Eine meiner Patientinnen zum Beispiel litt wochenlang an Schwindelattacken, die durch Weglassen ihres seit Jahren geliebten Kamillentees nach wenigen Tagen verschwanden und auch durch den etwas dezenteren Genuss ihres Lieblingsgetränks nicht mehr erschienen. Eine vermeintlich ungiftige Substanz kann also, über einen längeren Zeitraum eingenommen, zum Gift werden oder zumindest Störungen im Stoffwechsel hervorrufen. Auch vermeintlich »harmlose« Substanzen wie künstliche Vitamin- oder Mineralstoffpräparate fallen darunter, und die Aussage »Wenn's nicht hilft, schadet es wenigstens nicht« ist auch hier schon lange überholt.

Übelkeit, Unwohlsein, Erbrechen, Magen- und Darmkrämpfe, Kopfschmerzen, Schwindelgefühle und Durchfall können auf »Gewohnheitsgifte« zurückzuführen sein. Auch Müdigkeit, Antriebslosigkeit, Schweißausbrüche, Kreislaufstörungen und Gliederzittern sind Hinweise auf chronische Vergiftungssymptome. Der Extremfall ist, wenn man über einen sehr langen Zeitraum mit einer Substanz in Kontakt kommt, die der Körper so gut wie nicht ausscheidet und die erst nach Jahren oder Jahrzehnten ihre Giftstoffwirkung entfaltet, wie im nächsten Fall geschehen.

Ein Mann Ende fünfzig, Frührentner, konsultierte mich in meiner Praxis. Seiner Vorgeschichte konnte ich entnehmen, dass er die letzten drei Jahre verschiedenste Spezialisten aufgesucht hatte, die sich alle mehr und mehr auf die Diagnose Parkinson im fortgeschrittenen Stadium verlegt hatten. Der Mann zitterte fortwährend an Armen und Händen, zeitweilig schüttelte es seinen ganzen Körper. Begonnen hatte alles acht Jahre zuvor mit starken Verdauungsbeschwerden und Koliken im gesamten Bauchraum, die sich immer mehr verstärkt hatten. Nachdem ich die gesamten vorherigen Diagnosen durchgelesen hatte, die mir Informationen darüber gaben, was es alles nicht sein konnte, begann sich langsam ein Verdacht herauszukristallisieren, und zwar als ich ihn bat, mir einmal seine Zunge zu zeigen. Sie zitterte und hatte eine Rötung am Rand. Das Zahnfleisch war geschwollen, und die blaue, linienartige Verfärbung an den Rändern ergab für mich den eindeutigen Hinweis auf eine Bleivergiftung. Eine Viertelstunde später hatte ich die Bestätigung anhand eines speziellen Urintests, durch den ich eine hohe Konzentration an Blei feststellen konnte.
Aber woher stammte das Blei in dieser enormen Menge? Er hatte zwar bei seiner Vorgeschichte angegeben, dass er in einem Restaurant arbeitete, aber nicht, dass dazu auch eine Tankstelle gehörte,

in der er über zwanzig Jahre lang täglich ausgeholfen hatte. Tetraethylblei, das dem Superkraftstoff zwecks Klopffestigkeit als Zusatz diente, hatte er beständig eingeatmet, und dies verursachte seine Probleme. Kurze Zeit später erhielt er von mir mehrere Injektionen eines Schwefelpräparats, dessen Wirkung auf eine Verbindung mit dem Blei zurückzuführen ist; erst dadurch kann das Blei über die Nieren ausgeschieden werden.

> **Die wichtigsten Schwermetalle und ihre Giftstoffwirkung**
>
> - *Blei:* Magen-Darm-Koliken, Verdauungsstörungen, Zittern, Angstgefühle, Nervosität, Müdigkeit, Nierenschäden, Blutarmut, Gelenk- und Muskelschmerzen, Erbrechen.
> - *Quecksilber:* Zittern, Störung des Farbensehens, vorzeitiger Haarausfall, Nierenentzündung, Störung des Kurzzeitgedächtnisses.
> - *Cadmium:* Nieren-, Leberschäden, Bluthochdruck, Osteoporose.
> - *Nickel:* Kopfschmerzen, Schwindel, Erbrechen, Bauchkrämpfe, Atemnot, Durchfall, Atemlähmung, Herz-Kreislauf-Stillstand.
>
> Ich nenne hier nur diejenigen Schwermetalle, die bei mir in der Praxis am häufigsten vorgekommen sind. Es gibt kaum chronische Erkrankungen, bei denen eine Schwermetallbeteiligung von vornherein ausgeschlossen werden kann. Lassen Krankheitssymptome und Vorgeschichte Rückschlüsse zu, kann man eine Belastung labortechnisch sicher und schnell nachweisen oder ausschließen.

Schwermetalle lagern sich bevorzugt in Leber, Nieren, Gehirn, Binde- und Nervengewebe ein und beeinträchtigen zunehmend deren Funktionsweise. Meistens verlaufen die Erkrankungen schleichend über Jahrzehnte, wobei sie neben Problemen des Verdauungstraktes auch für Depressionen, chronische Kopfschmerzen, Allergien, Gelenkschmerzen, Hauterscheinungen, Haarausfall, Müdigkeit und Antriebslosigkeit mitverantwortlich sein können. Aufgrund des langen Zeitraums ist es auch für den Therapeuten nicht einfach, einen direkten Bezug herzustellen. Man sollte immer dann an Schwermetalle als Ursachen von Krankheitsprozessen denken, wenn ein direkter Kontakt nachweislich über einen längeren Zeitraum stattgefunden hat und auch die Symptome auf das jeweilige Schwermetall hinweisen. Mögliche Quellen können sein: Innereien, Fisch, Trinkwasser und alles, was mit Trinkwasser in Berührung kommt, wie Bleirohre in alten Häusern (Urlaub), Schmuck, berufsbedingter Kontakt, zum Beispiel mit Farben oder Holzschutzmitteln. Zahnärzte und ihr Personal sind etwa durch das Einatmen des Staubs gefährdet. Lassen Sie Vorsicht walten bezüglich etwaigen Entfernens von Zahnplomben, da durch den Vorgang des Herausbohrens eine verstärkte Konzentration von Schwermetallen in den Schleimhäuten unumgänglich ist und das eigentliche Problem dadurch noch verschlimmert wird. Daher sollten Sie nur an eine Entfernung denken, wenn andere Therapien nicht gegriffen haben. Eine Ausleitung über Chelatbildner ist weitaus vorteilhafter; das sind Stoffe, die eine ausleitungsfähige Verbindung mit dem jeweiligen Metall herstellen. Erkundigen Sie sich bei Ihrem Arzt oder Heilpraktiker über seine Möglichkeiten, sofern Blut- oder Urinbefund eindeutig sind. Das gilt auch für alle anderen Schwermetalle.

Nahrungsmittel als Heilmittel, Heilmittel als Nahrungsmittel (I)

Nahrung auf Rezept?

Die Ursachen chronischer Erkrankungen sind manchmal leichter, manchmal schwerer, zuweilen überhaupt nicht nachvollziehbar. Da neben der Atemluft die meisten Gifte über die Nahrung in unseren Organismus kommen, steht ihr auch der höchste Stellenwert innerhalb der Gesundheit zu. Natürlich sollte man danach streben, eine weitgehend giftstofffreie Ernährung zu garantieren. Dass das nicht immer einfach ist, haben wir gesehen. Aber Nahrung ist nicht nur der Träger von gesundheitsfördernden oder -schädigenden Substanzen, sondern auch von Wirkstoffen, die unsere Stimmung, unsere Gefühle, unsere Leistungsfähigkeit positiv oder negativ beeinflussen können.
Dass Essen zur Sucht werden kann, ist auch nichts Neues. Das gilt nicht nur für Cola und Burger. Süßigkeiten, Alkohol und Nudeln zum Beispiel haben eine primär beruhigende Wirkung auf Männer, Frauen macht sie in der Regel schläfrig. Im Gegensatz hierzu steigert eine proteinhaltige Nahrung wie Fisch oder Fleisch, in Maßen genossen, unsere Konzentrationsfähigkeit.
Schokolade macht also glücklich, und Fleisch bringt unser Gehirn in Schwung? Lassen Sie uns ein wenig phantasieren: Sobald wir das eine oder andere wohltuende Gefühl zu spüren beginnen, erhält das Nahrungsmittel Arzneistatus. Also warum nicht gleich in den Rang eines verschreibungspflichtigen Medikaments erheben? Da ja die pharmazeutische Wirkung dieser Nahrungsmittel auf Menschen wissenschaftlich belegt ist, wären die theoretischen

Voraussetzungen für eine Erstattungsfähigkeit durch Krankenkassen gegeben. Depressiven Menschen verschreibt man, morgens, mittags und abends je eine Tafel Schokolade mit hohem Kakaoanteil zu essen, und Leute, die unter Konzentrationsschwäche leiden, erhalten dreimal täglich eine Portion Porterhousesteak.

Was fehlt, ist nur noch ein Arzt, der bereitwillig ein Rezept ausstellt, das man dann bei seinem Fleischer oder Konditor einlösen könnte. Rechnet man noch die beruhigende und harntreibende Eigenschaft des Biers und die verdauungsfördernde Wirkung des Kaffees mit hinzu, würden zukünftige Grillfeten oder Kaffeekränzchen rosigen Zeiten entgegensehen. Das so oft beklagte soziale Miteinander würde eine Wiedergeburt erleben, und der Verbrauch von Beruhigungsmitteln und Psychopharmaka ginge drastisch zurück, was sicherlich nicht das Schlechteste wäre.

Auf der anderen Seite würden parallel zur Fleischindustrie und zu den Schokoladenherstellern kurzfristig danach Schlankheitspräparate, Abführtabletten, Rheumamittel, Gichtpillen, Leber- und Bluthochdruckmedikamente einen noch nie da gewesenen Boom erleben.

Ärzte und Heilpraktiker wären über Jahre hin ausgebucht, und auch die Krankenhäuser hätten eine Traumquote in ihren Belegungen … Doch schauen wir uns ein weiteres Fallbeispiel an, nämlich das meines Freundes Hubert (siehe Kasten).

Noch ein typischer Fall: Hubert

Hubert litt schon seit Jahren an plötzlich auftretenden Depressionen. Sobald seine Tiefs länger als gewohnt anhielten, bat er mich um pflanzliche Medikamente, die ihm zumindest ein weiteres Absacken ersparten. Wir sprachen viel über potenzielle

Ursachen wie über seine Kindheit, die Eltern, den Bruder und andere mögliche Einflüsse.
Bevor ich ihn kennenlernte, hatte er im Laufe seiner Patientengeschichte schon so einiges ausprobiert: Entspannungstraining, Gesprächs-, Familientherapie, Psychopharmaka, Hypnose, Homöopathie, Bachblüten. Eigentlich waren, wie so oft, keinerlei bemerkenswerte Auffälligkeiten bei ihm festzustellen. Er hatte sein Auskommen, keine sonstigen Sorgen, frönte in seiner reichlichen Freizeit seinem Lieblingshobby, dem Tennis: »Hupsi« hatte ein Leben, um das ihn viele beneiden würden.
Seine liebsten Speisen bestanden aus Fleisch, Fisch, viel Kuchen und Schokolade. Trotz seiner Ernährungsweise war er nicht übergewichtig, was er seinem starken Bewegungsdrang zu verdanken hatte. Im Lauf unserer unzähligen Gespräche kam dennoch auch immer wieder das Thema »Ernährung« aufs Tapet. Ich wusste, dass er bezweifelte, seine Ernährungsweise könne irgendetwas mit seinen Depressionen zu tun haben, da ja Süßigkeiten und tierisches Eiweiß genau diese Probleme bekämpfen würden, so hatte er gelesen.
Vor zwei Jahren machte ich ihm dann den Vorschlag eines praktischen Versuchs: Er solle zwei Wochen lang von Fleisch, Zucker- und Weißmehlprodukten so viel essen, wie er konnte, und danach zwei Wochen lang nur gekochtes Gemüse, Kartoffeln, Reis und Obst zu sich nehmen. Nach drei Tagen rief er mich an und erzählte mir fröhlich, wie gut es ihm ginge. Nach weiteren drei Tagen sprach er von leichten Alpträumen und Schweißausbrüchen, die ihn aber noch nicht weiter störten. Dann, am zehnten Tag, bat er mich darum, den Versuch abbrechen zu dürfen. Freunde hatten ihm gesagt, er sei so aggressiv geworden, außerdem sei er fahrig und nervös, seine Hände zitterten,

und er sei vollkommen »neben der Spur«. Es war Zeit für eine Kontrolluntersuchung. Obwohl die Harnsäure- und Zuckerwerte grenzwertig angestiegen waren, lag dennoch kein Grund zum Abbruch vor. Er hielt die restlichen vier Tage auch noch durch.
Ein tiefes Aufatmen, als er zu Kartoffeln, Reis, Obst und Gemüse übergehen durfte. Nach anfänglich leichten Entzugserscheinungen ging es ihm immer besser, und am Ende des Versuchs erzählte er mir, dass er doch noch so einiges hinsichtlich seiner Ernährung überdenken müsse.

Die Ballaststoffsaga

»Unsere Nahrungsmittel müssen Heilmittel und unsere Heilmittel Nahrungsmittel sein«: Wenn wir uns das höchste Ideal der Ernährung immer wieder vor Augen halten, dann nur deswegen, weil der Spruch die Ernährungswissenschaft vor endlose Aufgaben stellt. Die meisten Vorschläge für eine gesunde Ernährung gründen auf allgemeine theoretische Erkenntnisse, die, um sie umzusetzen, allerdings einen optimal funktionierenden Darm verlangen würden. Die Praxis sieht aber anders aus. Zwei von drei Bundesbürgern erfüllen diese Voraussetzung nicht mehr. Also versucht man, dieses Problem mit zusätzlichen verdauungsfördernden Ballaststoffen aus der Welt zu schaffen. Um klären zu können, ob Ballaststoffe tatsächlich die ihnen zugesprochene Wunderwirkung auf den Darm haben, sollten wir uns etwas genauer mit ihnen beschäftigen.
Woraus bestehen eigentlich Ballaststoffe? Aus Holz, genauer gesagt aus Cellulose. 30 Gramm Sägespäne entsprechen dem tägli-

chen Bedarf an Ballaststoffen. Bei aller Liebe zur Gesundheit aber – wären sie erfreut, den Tag mit einem kleinen Schälchen Sägespäne zu beginnen? Als Alternative gäbe es zwanzig Portionen Salat, die den täglichen Bedarf ebenso decken würden. Lösliche Ballaststoffe wie Tannin im Rotwein wären vielleicht eine willkommenere Lösung, doch hier stößt man begreiflicherweise an alkoholbedingte Grenzen, ehe irgendeine verdauungsfördernde Wirkung eintreten könnte. Bevor wir uns aber weiter auf die Suche nach Ballaststoffen in Nahrungsmitteln begeben, klären wir doch erst einmal die Frage: Woher kommt denn eigentlich der Glaube, Ballaststoffe seien so unglaublich gesund?

Gehen wir in der Vorstellung etwa vierzig Jahre zurück, dann kommen wir zu der Geburtsstunde der Ballaststoffsaga: Denis Parsons Burkitt, ein britischer Tropenarzt, fand bei seinen Studien in den sechziger Jahren aufgrund traditioneller Ernährungsformen von Afrikanern heraus, dass sie sich weitgehend von stark ballaststoffhaltigen Lebensmitteln ernährten. Sie hatten bis zu dreimal Stuhlgang pro Tag, Erkrankungen wie Hämorrhoiden, Gallenblasen-, Blinddarmentzündungen, Entzündungen des Dickdarms und Darmkrebs waren ihnen vollkommen unbekannt.
Schnell nahm man sich des Gedankens an, Ballaststoffe würden diese Erkrankungen verhindern, ja, mehr noch, sogar eine Senkung des Cholesterinwerts und damit eine vermeintliche Wunderwaffe im Kampf gegen Herz-Kreislauf-Erkrankungen sagte man diesem vermeintlichen Wunderstoff nach. Ebenso eine krebsverhindernde Wirkung. Die Modeerscheinung »ballaststoffreiche Kost«, die sich nun seit mehreren Jahrzehnten zur Genugtuung der Vertreiber hartnäckig größter Beliebtheit erfreut, war geboren: Ballaststoffe sozusagen als zentraler Beitrag zum Gesundheitswesen.

Wenn es nach bestimmten Ernährungswissenschaftlern und gewissen Nahrungsmittelherstellern ginge, könnte man – wie es ja auch geschehen ist – die Argumentation hier beenden. Aber das wäre nur die halbe Wahrheit. Die wesentlichen Details, die einer Vermarktung entgegensprächen, ließe man so einfach unter den Tisch fallen. So unterschlug man beispielsweise die Tatsache, dass diese afrikanische Gesundheitskost tagelang vergoren wurde. Dazu spuckte man in das im Wasser liegende Gemüse, zerstampfte es und rührte es von Zeit zu Zeit um. Der Zeitpunkt des Verzehrs wurde durch den säuerlichen Geschmack und die leicht aufsteigenden Bläschen bestimmt. Von dem Einspeicheln einmal abgesehen, verlief die Herstellung ganz wie die unseres guten alten Sauerkrauts.

Eine nicht unerhebliche Rolle spielen die weiteren Nahrungsbestandteile, die sich von den europäischen doch gewaltig unterscheiden. Insekten oder getrocknete Krabben, im Ganzen gegessen, liefern dem Darm völlig andere Voraussetzungen als Nudeln oder Pommes.

Sofern Sie es also ganz genau mit den Ballaststoffen handhaben wollen, vergären Sie ein paar Tage lang Ihr rohes Gemüse (Zubereitung siehe oben), und gönnen Sie sich als Beilage ganz im Sinne der Vollwertkost ein paar Krabbeltiere mit Schale, denn in dieser befinden sich ja bekanntlich die meisten Vitamine und Mineralien, wie wir schon vom Obst her wissen.

Der Gedankengang, Ballaststoffe würden einen Reiz auf den Darm ausüben, ist vollkommen falsch. Das tun alle anderen Nahrungsmittel genauso, sie müssen nur das entsprechende Gewicht und die Füllmenge auf die Waage bringen.

Dennoch, sollten Sie sich mit Ihrem Frühstücksmüsli und einer rundum ballaststoffreichen Ernährungsform wohl fühlen: Ändern Sie nichts. Ihr Verdauungsapparat hat sich daran gewöhnt. Außerdem: So nutzlos, wie man nach dem Lesen dieser Zeilen denken könnte, sind Ballaststoffe natürlich nicht. Sie haben eine Aufgabe, zwar nicht die allgemein bekannte, sondern eine, über die noch an anderer Stelle zu berichten sein wird (siehe den Kasten »Die wahre Aufgabe von Ballaststoffen« im Kapitel »Die Darmflora«). Für Gesundheitsbewusste sind zusätzliche Ballaststoffe ohnehin kein Thema, da sie vor allem in pflanzlichen Lebensmitteln vorkommen und somit ohnehin Bestandteil der Nahrung sind. Sollte jemand noch außer der Reihe etwas für seine Gesundheit tun wollen und sprechen keine anderen Gründe dagegen, genehmigen Sie sich statt des schädlichen »Abendballasts« wie Salaten oder Vollkornprodukten lieber ab und zu ein Glas flüssigen Ballaststoffs in Form eines guten Rotweins. Denken Sie aber bitte auch hier daran: Die Dosis macht das Gift ... Im Falle der neuen Errungenschaft der Lebensmittelchemie, des »Rotweinpülverchens«, ist die Schwelle sicherlich sehr, sehr tief gelegt. Wer seinen Körper liebt, tut es ihm mit Sicherheit nicht an.

Ein kranker Darm kennt keine gesunde Ernährung, und wenn wir die leichten Formen mitzählen, trifft das auf mindestens zwei von drei Bundesbürgern zu. Diese Tatsache scheint allerdings für einige Ernährungswissenschaftler nicht zu existieren. Daher sind die meisten Gesundheits- oder Abspeckdiäten – egal, aus welcher Richtung sie kommen – untauglich, sofern sie die Bedürfnisse des Darms nicht berücksichtigen, ja, manchmal sogar lebensgefährlich, wie der folgende Fall zeigt.

Eines Tages saß ein etwa vierzigjähriger Mann vor mir und erzählte von seinen Problemen. Jahrelang hatte er sich mit Müdigkeit, Völlegefühl, Kopfschmerzen und Verstopfung herumgequält, die ihn mal stärker, mal schwächer belasteten. Als immer mehr Probleme dazukamen und sein Badezimmer schon langsam einer Apotheke zu gleichen schien, glaubte er eines Tages, im Schaufenster eines Buchladens die Lösung gefunden zu haben,

lag da doch ein Werk, das ihm Gesundheit durch Rohkost und Ballaststoffe versprach. Am nächsten Tag begann er, sich nach den angebotenen Richtlinien zu ernähren. Fünf Tage später musste er mit dem Notarzt auf die Intensivstation gebracht werden. Diagnose Darmverschluss, Notoperation.
Nach der Entlassung machte er mit der gleichen Ernährung dort weiter, wo er aufgehört hatte, da er keinen direkten Zusammenhang vermutete. Er spürte allerdings bald wieder zunehmend starke Schmerzen im Unterbauch, die erneut diagnostisch abgeklärt wurden, aber keinen Befund erbrachten.
Als er dann bei mir vorstellig wurde, hatte ich keine großen Probleme, ihn davon zu überzeugen, dass die Notoperation nicht nur fast zeitgleich, sondern auch ursächlich mit seiner radikalen Umstellung auf eine vermeintlich gesunde Ernährungsform zusammentraf. Eine erneute sanftere Umstellung, begleitet von einer Darmsanierung und einem vorsichtigen Ernährungsaufbau, ließ alte und neuere Probleme der Vergangenheit angehören.

Ballaststoffe

Ballaststoffe bestehen überwiegend aus unverdaulichen Nahrungsbestandteilen, die von den körpereigenen Enzymen nicht aufgespalten werden können. Sie kommen größtenteils in Getreide, Hülsenfrüchten, Obst und Gemüse vor.
Ballaststoffe binden verstärkt Wasser und lösen ein frühzeitiges Sättigungsgefühl aus, weswegen sie bei Übergewicht und Diabetes begleitend eingesetzt werden können.
Da körpereigene Mineralstoffe verstärkt in Ballaststoffen gebunden werden, kommt es bei einer verstärkten Ballaststoffzufuhr manchmal zu Mineralstoffdefiziten. Ebenso kann ein

> Umkehreffekt der verdauungsfördernden Wirkung eintreten, der schlimmstenfalls bis zum Darmverschluss führt.
> Ein Mensch, der sich gesund und ausgewogen ernährt, benötigt keine zusätzlichen Ballaststoffe. Und einem Menschen mit vorgeschädigtem Darm schaden sie mehr, als dass sie nutzen.

Fleisch oder Pflanze?

Bei der immer wiederkehrenden Frage nach der gesündesten Ernährung scheiden sich die Geister zwischen zwei großen bis hin zu unzählig vielen kleinen Lagern, in denen die unterschiedlichsten Meinungen vorherrschen. Wenden wir uns der Einfachheit halber den Vertretern der beiden großen Lager zu, den »tierischen« und den »pflanzlichen«.

Tierische Nahrung besteht aus Fleisch oder Organen von Land- und Meerestieren, ihren Produkten (Eiern, Milch) und deren Weiterverarbeitung zu Wurst, Käse, Joghurt und so weiter. Alles andere ist der pflanzlichen Nahrung zuzuordnen. Einen Sonderfall bilden Insekten und Pilze, die wir hier allerdings außen vor lassen wollen, da sie bei unseren Nahrungsgewohnheiten nicht so sehr ins Gewicht fallen.

Vegetarier entsagen aus religiösen, ethischen, weltanschaulichen oder gesundheitlichen Gründen jeglichem Verzehr tierischer Produkte. Karnivoren (Fleischfresser) wiederum, die es in Reinform wohl sehr selten geben dürfte, ernähren sich nur von Fleisch oder Fisch. Der »Allesfresser« nimmt in einem mehr oder weniger ausgewogenen Verhältnis beides zu sich, deswegen muss sein Verdauungstrakt vielseitiger arbeiten als der von Vegetariern oder »Nur-Fleisch-oder-Fisch-Essern«. Das erfordert eine wesentlich größere Vielfalt an Verdauungsenzymen. Ein gravierender Nachteil, der schlechtestenfalls zu verschiedenen Krankheiten führen kann, an vorderster Front Verdauungsproblemen und Allergien. An diesem Punkt setzt beispielsweise die Haysche Trennkost an, von der noch die Rede sein wird.

Ein entscheidender Unterschied zwischen fleischlicher und pflanzlicher Ernährung besteht in den Zersetzungsprodukten während des Verdauungsprozesses. Pflanzliche Nahrung gärt unter Sauerstoffausschluss und Einwirkung von Bakterien, Pilzen und Wasser. Dieser Vorgang der alkoholischen Gärung findet vor allem dann statt, wenn das zu wenig gereinigte Gemüse die Pilze zur Gärung selbst mitbringt. Die alkoholische Gärung ist ein Stoffwechselprozess, bei dem Kohlenhydrate abgebaut werden, um Energie zu gewinnen. Dabei entstehen Alkohol und Kohlendioxid.

Das Gerücht, Vegetarier hätten die Blutwerte eines Alkoholikers und auch Leberzirrhosen wären bei dieser Art der Ernährung keine Seltenheit, schauen wir uns einmal etwas genauer an. Nehmen wir an, wir hätten für eine alkoholische Gärung die optimalen Voraussetzungen. Dazu bräuchten wir einen Gärbottich. Als einziger Ort in unserem Körper käme dafür unser Blinddarm in Frage. Weiterhin benötigt man spezielle Hefen oder Bakterien, die im einen oder anderen Fall im Darm vorhanden sind (Lufthefen oder Hefen in Backwaren erfüllen diese Voraussetzung), und mindestens drei Wochen Gärzeit, was einer dreiwöchigen Verstopfung entspräche. Bei der Annahme, der Blinddarm hätte etwa 200 Milliliter Fassungsvermögen, wären maximal 15 Milliliter 90-prozentigen Alkohols über drei Wochen verteilt zu erwarten. Jemand, der täglich seine Herztropfen zu sich nimmt, hätte wesentlich mehr Alkohol im Blut. Da diese theoretisch angenommenen »optimalen Voraussetzungen« für eine alkoholische Gärung noch nicht einmal ansatzweise erfüllt sind, kann man von einer Promillegrenze für Vegetarier also getrost absehen.

Dennoch soll nicht in Abrede gestellt werden, dass Vegetarier wie alle anderen Menschen auch an Leberzirrhose erkranken können, mit der Kost allerdings hat das weniger zu tun.

Wesentlich stärker kommt die Milchsäuregärung innerhalb unseres Darms vor. Dieser Prozess wird durch Darmbakterien ausgelöst. Sauerkraut und eingelegtes Gemüse gehören dazu. Die Milchsäure ist ein natürliches Produkt der Milchsäuregärung und führt unserem Körper, eingebettet in die Faserstruktur des Sauerkrauts und damit vor der Magensäure geschützt, wie kein zweites Nahrungsmittel Laktobakterien zu. Letztere haben innerhalb unseres Immunsystems eine wichtige Aufgabe. Darin liegt auch der enorme Gesundheitswert des Sauerkrauts begründet.

Mutter- vs. Kuhmilch

Moderne Probiotika basieren auf denselben Prinzipien, allerdings leider in Verbindung mit Kuhmilch und sonstigen Zusätzen, die einem »probiotischen« Gedanken widersprechen (lateinisch *pro* = »für«, altgriechisch *bíos* = »Leben«). Eine positive Wirkung wie im Fall des Sauerkrauts wird durch den Einfluss der Milch abgeschwächt oder entwickelt sich sogar zum gegenteiligen Effekt. Aber es kommen noch andere Faktoren hinzu, wie zum Beispiel die Säurebarriere des Magens, die es fast unmöglich machen, die Darmflora von außen gezielt zu unterstützen. Dann haben wir noch das Problem, dass unzählige Allergiker, Neurodermitiker, Asthmatiker oder an spastischer Bronchitis erkrankte Kinder aus vielerlei Gründen unter Kuhmilchprodukten leiden. An vorderster Linie steht da das Fremdeiweiß der Kuh, pardon, der mindestens zwei- bis dreihundert Kühe, die sich in einem Liter Milch vereinen. In Verbindung mit einer Impfung für das im Aufbau befindliche Immunsystem eines Kindes ist das schlichtweg eine Katastrophe.

Für den Menschen und auch alle Säugetiere der Welt bildet die arteigene Milch die einzige Nahrung, die es Neugeborenen ermöglicht, das im Mutterleib entstandene Leben nach der Geburt selbständig fortzusetzen und artgerecht weiterzuentwickeln.

Diesem Zweck ist Muttermilch vortrefflich angepasst. Der Schwerpunkt liegt dabei auf dem Wort »artgerecht«. Menschenkinder brauchen unbedingt menschliche Milch. Es gibt kein anderes Nahrungsmittel, das die Eigenschaften der Muttermilch in der Qualität und im Mischungsverhältnis ersetzen kann. Ihren Gehalt an Milchzucker, Fett, Proteinen, Vitaminen und Mineralstoffen passt der mütterliche Organismus während der Stillzeit den rasch wachsenden Bedürfnissen des Säuglings an.

Es beginnt mit der leicht gelblich verfärbten Vormilch (Kolostrum), die in den ersten Tagen nach der Geburt dargeboten wird und neben Proteinen einen hohen Gehalt an Vitaminen aufweist, speziell A und C (Fänger freier Radikale). Außerdem liefert eine besondere Form weißer Blutkörperchen dem Säugling, solange er noch nicht über eigene Abwehrkräfte verfügt, eine Grundausstattung an Abwehrstoffen, Schutz vor Durchfall und den üblichen Bagatellinfektionen in den ersten Lebenstagen.

Nach acht bis zehn Tagen wandeln sich die Eigenschaften der Muttermilch. Ihre Bestandteile bleiben zwar dieselben, aber das Mischungsverhältnis ändert sich bei jedem Stillvorgang. Anfangs enthält die Milch mehr Wasser, um den Durst des Babys zu löschen. Erst im Verlauf des Stillens nehmen Fettgehalt, Protein- und Mineralbestandteile zu, und zwar dem Bedarf entsprechend, den der Säugling mit mehr oder weniger Appetit fordert. Daraus ergibt sich, dass es sinnvoll ist, das Baby so lange saugen zu lassen, bis es von selbst aufhört. Setzt man es früher ab, kann es geschehen, dass es seinen Durst zwar ausreichend löscht, aber die später fließenden Nährstoffe ihm teilweise vorenthalten bleiben, so dass es nicht richtig satt wird. Die Folge davon ist ein quengelndes hungriges Kind, das seine Unzufriedenheit kundtut, anstatt sich nach gehörig intensivem Stillen in gesundem Babyschlaf von der Strapaze des Trinkens zu erholen.

Hauptnährstoffe Mutter- und Kuhmilch

Um verständlich zu machen, weshalb Kuhmilch im Naturzustand keine Muttermilch ersetzen kann, sind in der Übersicht die Analysedaten der wichtigsten Inhaltsstoffe gegenübergestellt.

Durchschnittlicher Gehalt (mg/l)

	Muttermilch	*Kuhmilch*
Wasser	877	875
Eiweiß	12	33
Fett	37	35
Kohlenhydrate	71	48

Während der Gehalt an Wasser und Fett nahezu identisch ist, enthält Kuhmilch im Vergleich zur Muttermilch fast die dreifache Menge an Eiweißstoffen, womit die Verdauungskraft eines Säuglings restlos überfordert wird und er öfter stark an Blähungen leidet. Sie enthält aber auch rund ein Drittel weniger Kohlenhydrate, auf die er nicht ohne Schaden verzichten kann. Noch viel auffälliger ist der Unterschied bei den zum Knochenaufbau notwendigen Elementen beziehungsweise Mineralstoffen.

Mineralstoffe in Mutter- und Kuhmilch

Durchschnittlicher Gehalt (mg/l)

	Muttermilch	Kuhmilch
Natrium	150	480
Kalium	530	1570
Kalzium	310	1200
Phosphor	150	920

Für das Leichtgewicht, mit dem ein Menschenbaby ins Leben tritt, genügt ein Drittel bis ein Viertel, an Phosphor sogar nur ein Sechstel der Mineralstoffmenge aus der Kuhmilch, die ja eigentlich für den Rindernachwuchs bestimmt ist, der mit dem Fünfzehn- bis Zwanzigfachen unseres Geburtsgewichts zur Welt kommt.

Aus alldem ergibt sich, dass Menschenbabys, wenn es irgendwie zu umgehen ist, nicht mit Kuhmilch ernährt werden sollten. Dabei genügt es nicht etwa, Kuhmilch einfach mit Wasser zu verdünnen, um ihren hohen Mineralgehalt auf das für menschliche Säuglinge zuträgliche Maß zu reduzieren. Denn dadurch würden ja auch die Fett- und Kohlenhydratanteile der Kuhmilch mit verdünnt.

Der Eiweißanteil in der Muttermilch beträgt zwar weniger als die Hälfte der Kuhmilch, ist aber durch einen höheren Anteil an Molkenproteinen und einen geringeren Anteil an Kasein besser verdaulich für den Säugling. Der Molkeneiweißanteil macht den Stuhl weicher und löst seltener Verdauungsprobleme und Allergien aus. Deswegen sollte der Säugling im ersten Jahr keine Kuhmilch bekommen. In der Muttermilch sind außerdem die essenziellen und nichtessenziellen Aminosäuren in dem für das Wachstum des Kindes notwendigen Verhältnis enthalten.

Der Kohlenhydratanteil ist anderthalbfach so hoch wie in der Kuhmilch und enthält hauptsächlich Laktose. Dieser Milchzucker fördert die Aufnahme von Nährstoffen und unterstützt das Gehirnwachstum. Die Muttermilch hat etwas mehr Fett als die Kuhmilch und einen höheren Cholesteringehalt, der für die Entwicklung des Gehirns insbesondere in den ersten Monaten sehr wichtig ist. Der Gehalt an essenziellen Fettsäuren variiert je nach der Ernährung der Mutter.

Ein weiterer Vorteil der Muttermilch ist, dass sie Verdauungsenzyme enthält, die dem Säugling die Aufspaltung der Nährstoffe erleichtern. Der Gehalt und die Zusammensetzung an Vitaminen und Spurenelementen sind bei der Muttermilch optimal an die Bedürfnisse des Säuglings angepasst. Kuhmilch enthält zum Beispiel eine zu hohe Konzentration an den wasserlöslichen Vitaminen B_1, B_2, B_6, B_{12} sowie Pantothensäure, der Gehalt an Vitamin C und Nicotinamid dagegen ist zu gering. An fettlöslichen Vitaminen enthält Kuhmilch gegenüber der Muttermilch zu wenig an den Vitaminen A, D und E. Bei den Spurenelementen weist die Muttermilch der Kuhmilch gegenüber eine bessere Zusammensetzung auf und ermöglicht durch eine andere Stoffbindung eine erhöhte Aufnahme der Nährstoffe. Eisen wird zum Beispiel aus der Muttermilch zu 50 bis 70 Prozent aufgenommen, aus der Kuhmilch lediglich zu 7 bis 10 Prozent.

Das Entscheidendste aber sind die spezifischen Abwehrkräfte, die der Säugling aus der Muttermilch erhält und von denen ich die wichtigsten hier aufführen möchte: Immunoglobuline A und M, Lysozyme, Lactoferrin und Interferon. Damit unterliegt die Kuh- der Muttermilch haushoch. Etwas bessere Eigenschaften der Kuhmilch gegenüber hätte notfalls noch die Stutenmilch, einen Muttermilchersatz kann aber auch sie bei weitem nicht bieten.

Man sollte also bei Säuglingen und Kleinkindern äußerst vorsichtig mit einer Zufuhr von Milchprodukten aller Art sein, eine nachhaltige Schwächung des Immunsystems und eine Irritation des Verdauungsapparats mit weitreichenden Folgen für die zukünftige Gesundheitsentwicklung sind möglich.

Nebenbei erwähnt: Grundsätzlich gilt, dass Alkohol, Nikotin und natürlich Rauschgifte während der Schwangerschaft und der Stillzeit unbedingt vermieden werden sollten, was auch auf das passive Rauchen zutrifft. Der Qualm, den andere rücksichtslos in Gegenwart einer Schwangeren oder Stillenden produzieren, ist für Mutter und Kind nicht weniger gefährlich als aktiver Tabakkonsum. All diese Gifte gelangen ins Blut und schädigen sowohl das ungeborene Kind über die Nabelschnurversorgung als auch den Säugling, der sie entweder mit der Muttermilch aufnimmt oder im Falle des Passivrauchens sogar einatmen muss.
Verantwortungsbewusste Mütter werden sich so oder so vermeidbarer Genussgifte enthalten, denn allein die Atemluft, unser Trinkwasser und die meisten Nahrungsmittel sind ohnehin schon in unterschiedlichem Maße belastet. Vieles davon verlässt den Körper auf dem Verdauungsweg, anderes wird ausgeatmet, durch Schwitzen über die Haut verdunstet oder zirkuliert so lange im Blutkreislauf, bis die wasserlöslichen Bestandteile von den Nieren herausgefiltert sind und mit dem Harn ausgeschieden werden können. Auch gilt hier, dass die Dosis das Gift macht, doch bei Säuglingen ist die Belastbarkeitsschwelle viel, viel niedriger als bei Erwachsenen!

Ich habe schon in den ersten Jahren meiner beruflichen Tätigkeit immer wieder feststellen können, wie in relativ kurzer Zeit eine Vermeidung oder zumindest eine Zurückstufung von tierischem Fremdeiweiß in der Nahrung auch bei Erwachsenen einen schnelleren und besseren Heilungsprozess nach sich zog. Selbst für »Nichtallergiker« sind, wenn es nicht ohne gehen soll, gesäuerte Milchprodukte wie Joghurt und Quark der Vollmilch und Milchprodukten vorzuziehen. Bei Unsicherheit gilt generell: lieber die Finger davon lassen. Vor allem, wenn sich ab der zweiten Lebenshälfte die im Darm befindlichen Laktasen (Enzyme für den Umbau von Milchzucker) reduzieren. Dadurch ist bei Aufrechterhaltung des Verzehrs der bisher gewohnten Milchprodukte ein gänzlicher Abbau nicht mehr gewährleistet. Die ersten Anzeichen einer vermehrt zähen Schleimproduktion im Mund weisen darauf hin. Daher sollte man in jedem Fall spätestens ab dem vierzigsten Lebensjahr den Verzehr sämtlicher Milchprodukte verringern. Tritt des Öfteren ohne ersichtlichen Grund eine Verschleimung auf oder eine chronische Bronchitis, empfiehlt es sich genauso wie bei allen Lungenproblemen, Milchprodukte gänzlich aus seinem Ernährungsplan zu streichen. Dann gilt auch hier: Lasst die Milch den Kälbern.

Es gibt genügend andere Möglichkeiten, den Eiweißbedarf zu decken. Ein großer Teil der Menschheit kommt sehr gut ohne Kuhmilch aus und hat nicht die gesundheitlichen Probleme ihrer Konsumenten. Es gibt qualitativ höherwertige Eiweiße, auf die man, wenn's gar nicht anders geht, ausweichen kann. Ich denke da an Stute, Ziege, Schaf oder auch an verschiedene hochwertige pflanzliche Eiweiße. Aber das ist eine Entscheidung, die jeder für sich fällen muss, denn letztendlich zählt das Ergebnis: das persönliche Wohlbefinden.

Verschiedene Bäuche, verschiedene Gase

Ein weiteres Problem, das unter anderem durch den Milchgenuss verursacht wird, ist eine Sonderform der Gärung, die Fäulnis. Im Gegensatz zur Gärung läuft der Prozess nur unter Einwirkung von Sauerstoff ab. In unserem Körper ist das lediglich im Bereich des Dünndarms möglich, da er über einen längeren Zeitraum hinweg den Fäulnisprodukten die Möglichkeit zur Gasentwicklung geben kann. Schlimmstenfalls lagert sich Kot an irgendeinem Schwachpunkt als Hindernis für nachfolgende Nahrungsreste ein und macht dem Darm das Leben schwer. Ein Stau wird ausgelöst, zunehmende Anhäufungen fördern weitere Gasbildungen, die im Lauf der Jahre je nach Ernährungsform und Lebensweise zu immer größer werdenden körperlichen Veränderungen führen. Jede »figürliche Verschiebung« ist also auch das Ergebnis der unterschiedlichen Kot- und Gasansammlungen innerhalb unseres Gedärms, die wiederum Rückschlüsse auf den jeweiligen »Träger« zulassen. Umstellungen der Lebensweise und der Ernährungsgewohnheiten führen zwangsweise zu einer Korrektur der Körperform in die eine oder andere Richtung und zu einer Be- oder Entlastung der Wirbelsäule und Gelenke.

Sieht man einmal vom Ästhetischen ab, fällt eine Eigenart aller in der Abbildung dargestellten Bauchformen ganz besonders auf. Sie bestimmen die Körperhaltung je nach Schwerpunktsverlagerung. Alle Figuren von 2 bis 10, die hier dargestellt werden, sind sicher verdauungsgeschädigt und durch Darmsanierung wesentlich verbesserungsfähig!

Sie können selbst einmal herauszufinden versuchen, welchem Typus Sie am ehesten zuzurechnen sind: Stellen Sie sich seitwärts vor einen Spiegel und nehmen Sie »Normalhaltung« an. Dann heben Sie einen bereitgestellten Kasten Wasser (es reicht auch ein halber) mit beiden Händen hoch und beobachten Ihre veränderte Haltung: Je stärker Ihr Übergewicht ist, umso weniger werden Sie eine Veränderung bemerken, da die Wirbelsäule ihren Idealzustand ja schon längst aufgegeben hat. Bei durchtrainierten Körpern sind manchmal zwei Kästen notwendig, um eine Wirkung zu erzielen.

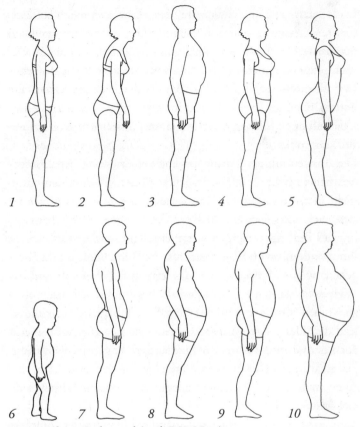

Diagnostik am Badestrand (nach F. X. Mayr)
 1. *Normalhaltung*
 2. *Anlaufhaltung, beginnender Kotbauch*
 3. *Habtachthaltung, beginnender Gasbauch*
 4. *Habtachthaltung, entzündlicher Kotbauch*
 5. *Entenhaltung, schlaffer Kotbauch*
 6. *Kindlicher Gasbauch*
 7. *Lässige Haltung, eiförmiger Kotbauch*
 8. *Sämannshaltung, schlaffer Kotbauch*
 9. *Beginnende Großtrommelträger-Haltung, Gas-Kot-Bauch*
10. *Großtrommelträger-Haltung, Gas-Kot-Bauch*

Diese neue Haltung entspricht der »Großtrommelträger-Haltung«, so genannt, weil bei Musikkorps der letzte Mann im Spielmannszug eine große Trommel vor sich herträgt, zu deren Gewichtsausgleich er seinen Rücken stark nach hinten beugen muss. Der Neigungswinkel der Wirbel verändert sich, es findet eine höhere Bandscheibenbelastung im hinteren Sektor statt. Diese Überbelastung führt irgendwann einmal unweigerlich zu starken Rückenproblemen.

Die Ausweitung des Darms hat noch einen wesentlich unangenehmeren Effekt für seinen Träger. Je größer sein Volumen, umso mehr Platz nimmt er ein. Also versucht der aufgeblasene Darm, sich nach allen Richtungen Raum zu schaffen. Stellenweise gelingt es ihm ohne nennenswerte Probleme, anderenorts stehen ihm Hindernisse im Weg. Starre wie die Wirbelsäule muss er umgehen, während flexible wie das Zwerchfell ihm nur bedingt Widerstand leisten können; deshalb beginnt es, sich nach oben zu wölben. Dadurch wird der Platz für die beiden Lungenflügel und den Herzbeutel immer knapper. Das ist nebenbei bemerkt auch der Grund, warum Übergewichtige bei geringen Belastungen so schnell außer Atem kommen.

Aber auch Herz-Kreislauf-Probleme und Bluthochdruck sind viel öfter, als man glaubt, das Resultat einer verstärkten Luftansammlung im Bauch. Dieser »Roemheld-Symptomenkomplex« (benannt nach dem Internisten Ludwig Roemheld) kann Beschwerden verursachen, deren Bandbreite bis hin zum Herzinfarkt reicht.

Erschwerend hinzu kommt häufig die Neigung, Aufstoßen oder Blähungen zwanghaft unter Kontrolle halten zu wollen, da es ja im wahrsten Sinne des Wortes nicht zum guten Ton gehört. Sollten Sie sich dazuzählen, suchen Sie möglichst einen ungestörten Ort auf und vergessen Sie den guten Ton so lange, bis die Schmerzen in der Brust und damit auch die Angst vor einem Herzinfarkt

verschwunden sind. Wenn's klappt, sind danach übrigens auch viele andere Ängste passé.
Dazu lassen Sie sich gegebenenfalls von Ihrem Arzt oder Heilpraktiker ein auf Ihr Problem zugeschnittenes »Entlüftungsmittel« verschreiben und verändern Sie Ihre Ernährung – ganz besonders am Abend – in Richtung Verzicht auf Milch und Milchprodukte, kohlensäurehaltige Getränke, fetthaltige Lebensmittel, Hülsenfrüchte, Zwiebeln und Rohkost, zu der auch Salate gehören. Eine entspannte Nahrungsaufnahme, begleitet von intensivem Kauen, ist Grundvoraussetzung, damit auch keine zusätzliche Luft in den Magen gelangen kann.
Um Missverständnissen vorzubeugen: Bei einem tatsächlichen Infarktrisiko werden Sie nicht um eine gezielte Herz-Kreislauf-Behandlung herumkommen, dennoch wäre auch in diesem Falle der gerade vorgeschlagene Weg nicht falsch. Weiß doch schon der Volksmund um die Gefährlichkeit der Gasansammlung innerhalb des Verdauungstrakts und kommt zu dem Umkehrschluss: »Wenn's Arscherl brummt, ist's Herz gesund.«

Gärung und Fäulnis

Fassen wir kurz zusammen: Pflanzen sind verdauungstechnisch dem Gärungsprozess unterworfen, haben allerdings seltener Auswirkungen auf eine extrem starke Gasentwicklung. Bei Fleisch oder Fisch dagegen ist selbst bei sofortigem, frischem Verzehr nach zwei, spätestens drei Tagen der Verwesungsprozess in vollem Gange. Daher sollte die Verdauung nicht länger als ein bis zwei Tage dauern, um dem entstehenden Methan und Schwefelwasserstoff so wenig wie möglich Zeit zur Gasbildung zu geben. Vor allem der nach faulen Eiern riechende

Schwefelwasserstoff kann viel Schaden anrichten. Das reicht von einer Übersäuerung des Darms über eine Reizung oder gar Verätzung der Darmwand und einer Schädigung der sich darin befindlichen gesundheitsfördernden Bakterien bis hin zum Eintritt ins Blut. Ab da entscheidet allein die Schaffenskraft unserer Leber über eine zusätzliche Belastung oder, wenn's schlimm kommt, auch Vergiftung unserer Organe oder nicht. Einmal eingedrungen, fordert der Schwefelwasserstoff schon in geringsten Konzentrationen unseren Körper enorm.

Kopfschmerzen sind die ersten Anzeichen. Darum verschwinden auch manche Kopfschmerzen, wenn Darmgase durch Medikamente oder Ernährungsumstellungen bedingt abflachen oder ausgeleitet werden. Natürlich kommen gerade im Falle von Kopfschmerzen auch verschiedenste andere Ursachen in Frage, dennoch konnte ich oft genug in der Praxis eine enge Beziehung zwischen Darmgaskonzentration und Kopfschmerzen feststellen. Eine verstärkte Ausleitung der Darmgase führte fast automatisch auch zu einer Verminderung des Kopfwehs.

Durchfall, Müdigkeit, Appetitlosigkeit und Gereiztheit sind ebenfalls Begleiterscheinungen, bei weiter steigender Konzentration kann es auch zu Schwindelgefühlen, Brechreiz, Konzentrations- und Gedächtnisschwächen bis hin zu unerklärlichen Krämpfen und Bewusstlosigkeit kommen.

Im Falle des Methans stehen neben der Schädigung der Leber vor allem krebserregende Eigenschaften zur Diskussion, was durch Erfahrungswerte und Studien bei starken Fleischessern belegbar zu sein scheint.

Was die Deutschen am liebsten essen

Wenn ich, an diesem Punkt angelangt, die Frage stelle: »Welche Ernährungsform ist denn nun besser, tierisch oder pflanzlich?«, dann ist die Antwort doch recht einfach. Dennoch – schauen wir uns den durchschnittlichen Pro-Kopf-Fleischverzehr der Bundesrepublikaner beispielsweise aus dem Jahr 2008 einmal an, so kommen wir auf satte 61,6 Kilogramm, Säuglinge, Kleinkinder und Vegetarier mit einberechnet. Beim Verbrauch des Gemüses sind im gleichen Zeitraum 100 Kilogramm pro Kopf zu verzeichnen. Da wir über sieben Millionen Vegetarier in der Bevölkerung zählen und eine weitere große Anzahl von »Semivegetariern«, die Fleisch nur in äußerst geringer Form zu sich nehmen, kann man davon ausgehen, dass sich bei Otto Normalverbraucher maximal ein Teil Gemüse mit einem Teil Fleisch den Teller teilt.

Erkennen wir den Pommes wegen ihres gesundheitlich stark bedenklichen Zustands »frittiert« einmal den Status eines Gemüses ab, verschiebt sich das Ganze noch ein bisschen mehr zuungunsten der Grünzeugfraktion. (Anmerkung für diejenigen, die nicht auf Fleisch verzichten wollen: Zwei, drei, vier und mehr Teile Gemüse zu einem Teil Fleisch wäre das weitaus gesündere Verhältnis.) Zur Ehrenrettung der Fast-Food-Germanen sei gesagt, dass der Obstverzehr von 113 Kilo pro Kopf und Jahr die Sache mit dem Fleischkonsum ein wenig versöhnlicher erscheinen lässt. Dennoch sollte man über Folgendes nachdenken: Eine überwiegend pflanzliche Ernährung reduziert das Risiko, zu erkranken, um die Hälfte! Wäre das nicht Grund genug, seine Ernährung einmal in diese Richtung zu verändern, und wenn's nur probeweise ist? Vorher machen Sie vielleicht noch einen Kochkurs, wenn nötig. Aber selbst wenn Sie viel Fleisch essen sollten und nicht bereit sind, sich überwiegend vegetarisch zu ernähren, sich bei Ihrer jetzigen Ernährung aber wohl fühlen und sonst auch alles bestens läuft, legen Sie ruhig öfter mal Ihren Schwerpunkt auf die pflanzliche Ernährung, es wird sich mehr als auszahlen.

Rufen wir uns den Grundsatz »Die Dosis macht das Gift« noch einmal ins Gedächtnis zurück und wenden wir ihn auf unsere Nahrung an. Im Falle des Rundum-Wohlfühlens (ohne »Selbstbetrug«) und bei einer dem Alter entsprechenden körperlichen und geistigen Belastbarkeit scheinen Sie alles richtig zu machen. Sollte dies nicht zutreffen und fühlen Sie sich unwohl, probieren Sie einmal Folgendes aus: Streichen Sie einfach für einen befristeten Zeitraum (vier Wochen) die Zutaten Ihres Lieblingsessens und Ihr Lieblingsgetränk von der Speise- beziehungsweise Getränkekarte. Bei Spaghetti bolognese wären es beispielsweise Mehlprodukte, Tomaten, Fleisch und, wenn Sie generell Parmesankäse dazu brauchen, Milchprodukte. Danach beurteilen Sie selbst, wie es Ihnen geht (in ihrem Sinne bitte ebenso ohne »Selbstbetrug«).

Top 10 Lieblingsessen der Deutschen

1. Spaghetti bolognese
2. Schnitzel Wiener Art
3. Pizza Margherita
4. Rinderroulade
5. Rindersteak
6. Gemüsesuppe
7. Lasagne
8. Spargel
9. Gulasch
10. Sauerbraten

(Konsens aus verschiedenen Quellen, die einzelnen Positionen variieren nur leicht.)

Interessant bei den zehn Lieblingsessen der Deutschen (siehe Kasten) ist, dass außer bei der Gemüsesuppe, sofern keine Tomate mit verwendet wurde, und dem Spargel kein Gericht ohne den Umami-Geschmack auskommt. (Zur Erinnerung: Umami entspricht dem Geschmack des Glutamats und kommt überwiegend in Fleisch und Tomaten vor.)

Es sind genau die zuoberst auf dem Speisezettel stehenden Nahrungsmittel, die uns häufig die meisten Probleme bereiten. Wenn das einmal erkannt wurde, ist es einfach, diese Nahrungsmittel auszugrenzen. Spürt man nach kurzer Zeit eine Besserung seiner Beschwerden oder eine Zunahme der Lebenskraft, hat man das Problem am Wickel. Auch wenn das Lieblingsessen leider erst einmal für eine gewisse Zeit gemieden werden sollte, zumindest für ein halbes Jahr. Dann kann man ausprobieren, ob sich die Unverträglichkeit gelegt hat. Wenn nicht, probieren Sie doch mal die Haysche Trennkost aus.

Haysche Trennkost

Trennkost ist eine Ernährungsform, die Anfang des 20. Jahrhunderts von dem amerikanischen Arzt William Howard Hay entwickelt wurde. Hierbei sollen hauptsächlich eiweiß- und kohlenhydrathaltige Lebensmittel nicht gleichzeitig bei einer Mahlzeit zu sich genommen werden. Es handelt sich um eine Diät, die von vielen als Methode zum Abnehmen angesehen wird. Es darf generell fast alles gegessen werden, nur weniges wird ausgenommen, etwa Hülsenfrüchte. Weder Mengen noch Kalorien werden gezählt.

Es gibt wie bei allem Kritiker auch dieser Ernährungsform, doch habe ich in der Praxis gute Erfahrungen mit ihr gemacht. Um auszuprobieren, ob diese Form der Ernährung eine positive

Wirkung auf Sie hat, sollten Sie auch diese etwa vier Wochen lang durchführen. Entsprechende Literatur finden Sie in jeder gutsortierten Buchhandlung. Lassen Sie sich aber trotzdem vorher von Ihrem Arzt oder Heilpraktiker beraten, ob in Ihrem speziellen Fall eine ausreichende Nährstoffversorgung gesichert ist.

Dr. Hay teilte die Nahrungsmittel in drei Gruppen ein. Er empfahl, Kohlenhydrate morgens und abends und Eiweiß mittags zu essen. Die neutrale Gruppe kann mit beiden kombiniert werden. Beispiele für die Gruppenzuordnung sind folgende Lebensmittel:

1. *Kohlenhydratreiche Gruppe:* Brot, Kartoffeln, Reis, Nudeln, Weizenmehl- und Zuckerprodukte unter Vorbehalt.
2. *Neutrale Gruppe:* Salat, Gemüse, Pilze, Nüsse außer Erdnüsse, Fette, Kräuter.
3. *Eiweißreiche Gruppe:* Fleisch, Fisch, Eier, Milch und Milchprodukte, zum Beispiel Quark, Joghurt und Käse.

Apropos: Sogenannte Dickmacher wie Hamburger, Currywurst mit Pommes frites oder Spaghetti bolognese fallen aus diesem Raster heraus, weil sie Kombinationen aus Eiweiß und Kohlenhydraten sind.

Vorlieben und Abneigungen über die Generationen hinweg

Menschen reagieren auf Reize von außen, insbesondere auf Nahrung, vollkommen unterschiedlich. Jede Zivilisation – aber auch jedes Land bis hin zu den einzelnen Familien – hat unterschiedliche Gewohnheiten in ihrer Ernährung. Begründen kann man das durch die Nahrungsmittel, die in der Umgebung heimisch sind. Auch wenn sich das durch die immer weiter um sich greifende »Globalisierung« mehr und mehr verwischt, bleiben bestimmte Vorlieben und Abneigungen bestehen. So manches, wovor es einem Deutschen graut, lässt einem Chinesen das Wasser im Mund zusammenlaufen – und umgekehrt. Die Verdauungssysteme haben sich über Generationen den örtlichen Gegebenheiten und dem Nahrungsangebot anpassen können. Aber was ist, wenn nach neuesten Erkenntnissen über die Gene nicht nur Merkmale wie männlich oder weiblich, Augen-, Haar- und Hautfarbe übermittelt werden, sondern auch Ereignisse, die prägende Erfahrungen im Leben unserer Vorfahren hinterlassen haben?

Angst vor Katastrophen wie Hungersnöten, Kriegen, Feuersbrünsten, Sintfluten, Vulkanausbrüchen und »dem Himmel, der einem hoffentlich nicht auf den Kopf fällt«, aber auch Horrorszenarien von Drachen, Schlangen, Spinnen und Vampiren machen sich über die Genetik unserer Vorfahren bemerkbar. Wie ist es mit Intuitionen, die den einen vor Gefahren warnen, den anderen nicht? Vererbbare Erfahrungen? Möglich – denkt man allein an das Verhalten von elternlosen Tieren, die ohne Artgenossen aufwuchsen und trotzdem arttypische Verhaltensweisen und Vorsichtsmaßnahmen an den Tag legten.

Warum also nicht auch bei der Ernährung? Viele Unverträglichkeiten, Vorlieben und Abneigungen wären auf einmal erklärbar. Schauen wir etwa über 2500 Jahre in die Vergangenheit zurück, so treffen wir auf Pythagoras von Samos, den Begründer des nach ihm benannten Lehrsatzes: Das Quadrat über der Hypotenuse ist gleich der Summe der Quadrate … ach, lassen wir das lieber. Pythagoras zählte allerdings auch zu den frühen Philosophen der Menschheitsgeschichte, und es entstand um ihn herum eine Gemeinschaft, die bei seinen Vorträgen, durch einen Vorhang voneinander getrennt, in einen inneren und einen äußeren Kreis aufgeteilt war. Pythagoras prägte für seine engsten Anhänger den

Namen »Esoteriker« und für sonstige Schüler den Namen »Exoteriker«, also die dem »inneren« beziehungsweise »äußeren« Kreis Zugehörigen. Erstere empfingen bestimmte Lehren exklusiv. Innerhalb dieser Gemeinschaft gab es ein striktes Bohnenverbot. Die Pythagoreer fürchteten sich so panisch vor Bohnen, dass sie bepflanzte Felder weiträumig umgingen. Niemand wusste damals so recht, worauf diese Furcht zurückzuführen war.

Manche vertraten die Ansicht, die Pfosten des Tores zur Hölle hätten etwas damit zu tun, aber die Erklärung könnte viel simpler ausfallen: Favismus, eine Erkrankung, deren Auswirkung auf Menschen mit diesem speziellen Enzymdefekt noch nicht bekannt war (vom lateinischen *faba* = »Bohne«). Ihre Symptome: Fieber, Schüttelfrost, Bauchschmerzen bis hin zum Schock. Unter Umständen kann es zu Blut im Urin mit anschließendem Nierenversagen kommen. Das damalige Verbreitungsgebiet der Krankheit umfasste überwiegend die Länder rund ums Mittelmeer. Heute sind weltweit etwa hundert Millionen Menschen davon betroffen.

War diese unergründliche Angst Bohnen gegenüber vielleicht das Resultat einer genetischen Übertragung vergangener Generationen? Sicher eine Spekulation, aber was wären wir ohne solche Annahmen? Stellt sich tatsächlich heraus, dass etwas dran ist an dieser Theorie, hätte es weitreichende Folgen für eine Reihe von alteingefahrenen Strukturen. Die Psychologie müsste sich neu definieren, aber auch Ernährungsgewohnheiten und selbst Krankheiten würden in einem vollkommen neuen Licht erscheinen. Vorlieben und Abneigungen würden dann vielleicht einem genetischen Steuermechanismus zugrunde liegen, der auf den Ursprung des Menschen zurückführbar wäre, sollte sich dieses Konzept der Epigenetik tatsächlich als zukunftsweisend herausstellen.

Darm und Psyche

Der Zusammenhang von Problemen des Darms und der Psyche war schon im Altertum bekannt, aber erst in den letzten Jahrzehnten begannen sogenannte psychosomatische Erkrankungen bei uns regelrecht zu boomen – ein Nebeneffekt unserer veränderten Lebensweise. Dabei spielt es eine gravierende Rolle, wie wir mit dem Druck in extremen Situationen umgehen, wie stark gefiltert er unsere Psyche und damit auch unseren Darm trifft. Diese enge Beziehung zeigt sich besonders in Angstsituationen. Wenn man »die Hosen gestrichen voll hat«, ist das eine eindeutige organische Antwort auf eine psychische Ausnahmesituation, an der nichts zu deuten ist.

Besonders abzulesen ist der psychisch-organische Bezug allerdings an der Haut, deren Sensibilität seelische Empfindungen sprichwörtlich widerspiegelt: Wir werden blass, wenn wir erschrecken, und Röte steigt uns ins Gesicht, wenn wir uns schämen. Das »dicke Fell« zeugt von einer Schutzfunktion gegen seelische Unwägbarkeiten, das Gegenteil bezeugen »Dünnhäutige«, die Belastungen gern aus dem Weg gehen. Jedem sind schon Ereignisse widerfahren, die »einem unter die Haut gingen« oder wo das Gegenteil der Fall war, als es uns »überhaupt nicht gejuckt« hat. Auch die »Gänsehaut« ist nicht immer Folge einer kalten Umgebungstemperatur, sondern kann ebenso das äußerliche Anzeichen von Unwohlsein, Ekel oder sogar Angst sein.

So unterschiedlich wie das äußere Erscheinungsbild der Menschen, ob braune oder blonde Haare, dunkle oder helle Augen, kräftig oder eher zierlich im Körperbau, ist auch die seelische Empfindsamkeit, unser psychisches Befinden im Alltag. Nur sind viele es gewohnt, über körperliche Störungen oder gar Erkrankungen zu sprechen, um damit wenigstens einen Teil der »Last« loszuwerden. Über unser seelisches Empfinden sprechen wir nicht oder nur kaum, es gehört immer noch zu den wenigen Tabus in der heutigen Zeit.

Und doch wird es nötig sein, dieses Tabu zu brechen, wenn wir versuchen wollen, uns an die Ursachen und Gründe der seelischen Auslöser vieler heutiger Erkrankungen anzunähern.

Unter den klassischen seelisch-körperlichen, also psychosomatischen Erkrankungen finden wir auch die Störungen des Magen-Darm-Trakts:

- Übergewicht,
- Asthma,
- bestimmte Krebserkrankungen und Geschwüre wie zum Beispiel Magengeschwüre,
- dauerhafter Bluthochdruck,
- Ohrengeräusche (Tinnitus),
- Migräne,
- Rückenschmerzen,
- Neurodermitis,
- Herzangstsyndrom,
- Essstörungen,
- chronische Müdigkeit und
- so ziemlich alles rund um chronische Darmerkrankungen.

Die ABC-Diät

Eines Tages besuchte mich eine sechzehnjährige Schülerin in meiner Praxis. Sie war sehr schüchtern, bekam kaum einen Ton heraus, aber sie bemühte sich, mir die wichtigsten Informationen zu geben, die ich für eine mögliche Therapie benötigte. So erfuhr ich, dass sie seit einem knappen Jahr auf fast jedes Nahrungsmittel allergisch reagierte. Auf meine Frage hin, wie, zeigte sie auf ihren Bauch und strich über ihren linken Arm: »Bauchkrämpfe, Übelkeit, Erbrechen und kurz hinterher rote Quaddeln auf den Armen, wenn es heftiger ist, auch auf Beinen und Körper.« Ich fragte sie, wovon sie sich denn ernähre. »Waffeln«, antwortete sie mir. »Waffeln. Und sonst?«, fragte ich. »Nichts«, gab sie zur Antwort.

Sie erinnerte mich zunächst an einen hochgradigen Allergiker, der sich über zwei Jahre lang nur von Kartoffeln ernährt hatte und der mir lächelnd erzählte, dass er mittlerweile 46 verschiedene Sorten am Geschmack erkenne und sich schon – ein Scherz – bei »Wetten, dass …?« bewerben wolle. Aber bei der jungen Frau hatte ich das Gefühl, es müsse etwas anderes dahinterstecken. Also begann ich damit, sie über den Zeitraum vor dem ersten Auftreten ihrer Symptome auszufragen. Sie sackte fast in sich zusammen, als sie sich überwunden hatte, mir vom Tod ihres Vaters zu erzählen.

Können Sie sich noch an Mattes erinnern? Der Junge mit den 100 Kilogramm? Bei beiden war der Auslöser derselbe schwere Lebenseinschnitt, der frühe Tod eines, oder wie im Fall von Mattes, sogar beider Eltern. Beide flüchteten sich in völlig unterschiedliche, extreme Richtungen hinein.

Bei Mattes war es damals nicht schwer gewesen, ihn über Fasten, Medikamente, Darmsanierung und ein paar Gespräche wieder in die gewünschte Richtung zu bringen. Bei Anja war eine Therapie in dieser Form nicht möglich, also musste mal wieder ein anderer Weg gefunden werden, denn von der Psychotherapie über alle möglichen und unmöglichen Allergietests bis hin zum »Ich weiß nicht, was noch alles« hatte sie brav die Maßnahmen durchlaufen, zu denen man sie weitergereicht hatte.

Um es kurz zu machen: Offenbart sich die Ursache, ist die Lösung ganz einfach. Immer wenn ich sie auf ihre bereits absolvierten Therapien ansprach, schlossen sich Anjas Augenlider kurz, und sie begann, eine leicht verkrampfte Haltung einzunehmen. Sie wehrte alles ab, und trotzdem hatte sie die Hoffnung nicht aufgegeben, sonst säße sie nicht hier. Eine Therapie, die anfangs Substanz kosten würde, zog ich erst gar nicht in Erwägung, für einen Aufbau herkömmlicher Art zeigte sie keine Begeisterung. Auch bei anderen Therapiemöglichkeiten, die ich ihr erklärte, war keine Veränderung ihrer Mimik zu erkennen, also musste ich mir etwas einfallen lassen.

Mein Blick fiel »zufällig« auf mein Adressbuch, und die Seite ABC lag aufgeschlagen neben mir. Das war es: die »ABC-Diät«! Als ich ihr meine Idee vorschlug, war sie hellauf begeistert. Eine Therapie, *die sie selbst bestimmen konnte*. Nur der Rahmen war vorgegeben. Sie sollte sich eine Liste mit Nahrungsmitteln von A bis Z machen. In diese Liste sollte sie das eintragen, was sie sich zu essen vorstellen könne. Dann bräuchte sie nur noch loszulegen. Am nächsten Tag wollte sie mit einem Apfel anfangen und mir später mitteilen, was er ihr denn getan hätte. Eine halbe Stunde, so erzählte sie mir, hatte sie wie ein Kaninchen vor der Schlange gesessen, bis sie endlich wagte, den ersten Bissen zu machen. Nun, was soll ich Ihnen sagen? Keine Reaktion – das Eis war gebrochen. Sie begann sichtlich mutiger zu werden und steigerte sich Tag für Tag weiter in die Liste hinein. Banane, Couscous, Datteln, Erdbeeren … vollkommen gegen jeden Ernährungsgrundsatz, nur nach Intuition! Und es klappte hervorragend mit der Selbstbestimmung. Sie rief noch mal an, um zu erfahren, was sie bei X und Y machen solle, und freute sich auf den neuen Durchgang. Über zwanzig Nahrungsmittel standen schon auf ihrer Essensliste, und täglich wurden es mehr. Rote Quaddeln, Erbrechen, Übelkeit: Alles gehörte der Vergangenheit an, und das verdankte sie einem einfachen Adressbuch, das mehr oder weniger zufällig in mein Blickfeld geraten war, und der Möglichkeit, selbstbestimmt etwas für sich zu tun.

Wenn die Seele nicht mehr weiß, wo sie mit den unverarbeiteten Energien hinsoll, bleibt ihr wie bei Anja nur noch die körperliche Ebene übrig, in die sie die verschiedensten Erscheinungsbilder von Erkrankungen hineingibt. Der Prozess ist aber ebenso umkehrbar. Denn wie wir am Beispiel Fleisch- und Süßigkeitenkonsum sehen konnten, ist die Psyche über die Ernährung steuerbar. Die Nahrung beeinflusst also nicht nur die körperliche Ebene, sondern auch die seelische in die eine oder andere Richtung. Allerdings wäre es zu einfach, nun den Schluss zu ziehen, dass mit einer gesunden Ernährung allein auch alle psychischen Probleme gelöst wären. Dazu sind die Prozesse zu vielschichtig, und auch Erfahrungen, auf die man in vielen schwierigen Situationen zurückgreifen kann, helfen da nicht immer weiter.
Ich beginne also, über ein Thema zu schreiben, das wegen seiner unzähligen Angriffsflächen schwer fassbar ist. Dennoch – ohne Auseinandersetzung mit der Psyche und all den Faktoren, von denen sie beeinflusst wird, kommen wir nicht weiter. Es würde ein wichtiger Teil fehlen, der einen starken Einfluss auf unseren Darm, auf unsere Gesundheit und damit letztendlich auf unser Leben hat. Manches auf den folgenden Seiten wird Sie persönlich betreffen, manches nicht. Überlesen Sie das für Sie Ungültige einfach und denken Sie dabei, es stünde für den Nächsten da.

Die Mutter-Kind-Beziehung

Die Psyche vergisst nichts, sie nimmt alles auf, was wir in unserem Leben an Bösem und Schlimmem, aber auch an Freude, Glück und Liebe erfahren haben.

Schon im Mutterleib nimmt das Ungeborene Stimmungslagen, Reize, Nahrung und auch Schadstoffe der verschiedensten Art auf und verarbeitet sie so weit wie möglich. So ist seit längerem bekannt, dass vor allem im letzten Drittel der Schwangerschaft der Fötus auf Musik, sei es Klassik oder Heavy Metal, reagiert und je nachdem eine beruhigende oder aufputschende Wirkung zeigt. Genauso übertragen sich auf das Ungeborene beängstigende Situationen, die die Schwangere erfährt. Heftiges Erschrecken der Mutter quittiert es mit entsprechend verändertem Herzschlag und wildem Strampeln. Auch über die Nahrung, die die Mutter zu sich nimmt, werden Vorlieben, Ablehnungen und Empfindlichkeiten gegenüber bestimmten Nahrungsbestandteilen in der Vorgeburtsphase geprägt.
Eine glückliche, zufriedene Schwangere erleichtert ihrem ungeborenen Baby unbewusst den Start ins neue Leben.
Eine Mutter-Kind-Beziehung ist immer etwas ganz Besonderes. Ein Zuviel an Beachtung und Liebe kann genauso falsch sein wie Vernachlässigung und Ablehnung. Sehr stark ist dieses Verhalten bei an Neurodermitis erkrankten Kindern feststellbar, da die Symptome der Erkrankung sich im sichtbaren Bereich auf der Haut zeigen und sich auch je nach Gemütslage auf ihr widerspiegeln.

Neurodermitis

Neurodermitis ist eine Erkrankung, deren Auslöser vielfältiger Natur sind: Ernährung, Psyche, Allergene, Kaiserschnitt, Impfungen, Umwelteinflüsse und vieles mehr können für den starken Juckreiz und das oft darauf stattfindende ekstatische Blutigkratzen der Haut mitverantwortlich sein.
Babys bis hin zu Erwachsenen können daran erkranken, wenn

> die Veranlagung zu Hautproblemen, Asthma und Heuschnupfen in der Familie liegt. Auch wenn die Haut Bühne des Geschehens ist, die grundsätzliche Ursache ist auch hier im Darm und in der Psyche zu suchen.

Eines Tages wurde ich von einer Mutter mit einem dreijährigen an Neurodermitis erkrankten Kind besucht. Auf den ersten Blick schien der Knabe keine besonderen Merkmale aufzuweisen, außer dass er einen sehr starken Bewegungsdrang verspürte, den man in betroffenen Kreisen unter dem Namen »Hyperaktivität« kennt, seit geraumer Zeit auch »Aufmerksamkeitsdefizit-Hyperaktivitätsstörung (ADHS)« genannt. Nachdem er sämtliche Schlüssel meiner Schranktüren in seinen Besitz gebracht und sich nebenbei mit Tritten an die Stuhlbeine merkbar Luft verschafft hatte, versuchte ich, die Situation über Ruhe in den Griff zu bekommen, was mir nicht gelang. Als mir die überforderte Mutter, ihrem Sohn hinterherlaufend, einen entschuldigenden Blick zuwarf, entschloss ich mich nach einer weiteren ergebnislosen Runde, Plan B einzusetzen. Ein Griff, und der Junge zappelte an meinem rechten Arm. Zwar versuchte er, sich mit Tritten aus seiner misslichen Lage zu befreien, doch machte meine längere Reichweite sämtliche seiner Befreiungsversuche zunichte. Aber auch er hatte einen Plan B, als er merkte, dass er so nicht weiterkam: wütendes Kratzen, begleitet von Zornesausbrüchen und Rufen nach seiner Mutter, die ihn sofort in ihre ausgebreiteten Arme aufnahm, in die er schutzsuchend floh, nachdem ich meinen Griff gelockert hatte.

Um Missverständnissen vorzubeugen, ich halte überhaupt nichts von Gewalt. In diesem Falle aber konnte ich der Mutter, nachdem ihre Aufmerksamkeit wieder auf mich gerichtet war, erklären, was da gerade stattgefunden hatte: Ein Kind, das offensichtlich leidet, das schreit, sich ständig kratzt und unruhig ist, erfährt von der Mutter sehr viel mehr Aufmerksamkeit und Zuwendung, als diese einem gesunden Kind schenken würde.

Auf jede Nörgelei und jedes Schreien, jede Unruhe, jede noch so kleine Veränderung im Verhalten des Kindes wird mit Schmusen, Belohnung, Zärtlichkeit, Streicheln, also mit Ablenkung um jeden Preis reagiert, um zu verhindern, dass das Kind sich wieder kratzt. Es lernt sehr schnell, wie es dieses Verhalten der Mutter wieder und wieder erleben kann.

Schließlich sind damit sehr positive und angenehme Gefühle und Hautkontakte verbunden. Man spricht in solchen Fällen von positiver Prägung. Die Folge ist, dass der zunächst extrem negative Juckreiz mit der Zeit vom Kind als etwas Schönes und Positives erlebt wird, denn das Jucken beziehungsweise das darauffolgende Kratzen wird assoziiert mit Zuwendung und Zärtlichkeit. Auf solche oder ähnliche Weise kommen nicht nur Neurodermitiker, sondern auch manch andere Erkrankte schneller zu ihrem Ziel der Willensdurchsetzung.

Was im Babyalter vonseiten der Mutter noch als »natürlich« empfunden wird, nämlich ihre Überbehütung eines vermeintlich hilflosen Wesens, kann sich leicht verselbständigen, wenn das Kind größer wird. Gründe, eher Begründungen, sind – wiederum aus falschen Schuldgefühlen der Mutter – schnell bei der Hand und scheinen auch, vor allem wenn man sie nur oberflächlich betrachtet, sehr plausibel zu sein.

Weil das Kind so sensibel ist, weil es nicht jede Nahrung verträgt, weil es bei ungewohnten oder neuen Situationen Zeichen von Ängstlichkeit und Scheu und Reaktionen der Haut zeigt, darum und nur darum wird es von vielen »normalen« Aktivitäten ferngehalten, es wird zu etwas »Besonderem«, zum »Außenseiter« gemacht:

- *Kindergeburtstag?* Nein, es könnte Essen und Getränke geben, die das Kind nicht verträgt.
- *Kindergartenbesuch?* Nein, es hat Schwierigkeiten, sich von der Mutter zu lösen, nicht wie gewohnt der Einzige und der Mittelpunkt zu sein.
- *Schwimmen lernen?* Nein, die Infektionsgefahr ist zu groß, und der Chlorgehalt des Wassers schädigt die Haut zusätzlich …

Was von Herzen gut gemeint sein mag, kehrt sich oft ins Gegenteil. Statt Sicherheit zu bekommen, wird das Kind verunsichert, statt sich selbstbewusst und fähig etwas zuzutrauen, wird es ängstlich, statt ausgeglichen auf äußere Umstände zu reagieren, verliert es sich in Extremen.

Aber vor allem für das spätere Leben kann diese Prägung des Unterbewusstseins fatale Auswirkungen haben, sobald der Betroffene vor Schwierigkeiten steht und das im Baby- oder Kindesalter erlernte Verhaltensmuster in Kraft tritt. Der Versuch, seine Probleme wie gewohnt durch Kratzen, Asthma, Verstopfung oder Durchfall zu lösen, bleibt erfolglos, denn die Zeiten, in denen die Mutter schützend ihre Arme ausgebreitet hat, sind vorbei.

Sicher, die Grenzen zwischen organisch bedingten und seelischen Ursachen sind oft verwischt, dennoch ist ein nicht unwesentlicher Grund für frühe Krankheiten in der Erziehung zu sehen.

Was ich Ihnen damit zeigen wollte, ist der starke psychische Einfluss von Erkrankungen auf unsere Organe, der schon im Kindesalter beginnt. Die Neurodermitis dient dazu als hervorragendes Beispiel, da sich das Ursache-Wirkungs-Prinzip sofort auf der Haut widerspiegelt. Aber je nach Typologie reagieren Menschen äußerst unterschiedlich. Während der Neurodermitiker zum Konstitutionstyp der sogenannten Lymphatiker gehört, die all ihre Probleme nach außen zu bringen versuchen, gibt es auf der anderen Seite den hämatogenen Typus, der alles in sich aufsaugt, bis er irgendwann einmal »platzt«. Wenn im einen Fall also vor allem Lungenschleimhäute mit Asthma, Nasenschleimhäute mit Heuschnupfen oder die Haut als größtes Ausscheidungsorgan selbst reagieren muss, entstehen im anderen Fall Erkrankungen, die ins Innere, also auch auf den Verdauungstrakt zielen. Heutzutage überwiegen allerdings die »Sowohl-als-auch«-Typologien, die zwar verstärkt in die eine oder andere Richtung tendieren, aber Krankheiten oder psychische Probleme *sowohl* nach außen *als auch* nach innen verlagern. Dieser Typ hat also von allem etwas, daher gab man ihm den Namen »Mischtypus«. (Übrigens: Das Aussehen und die Art des Auftretens eines Menschen geben dem geschulten Blick wertvolle Hinweise auf Krankheits- und Verhaltensmuster. Somit ist es dem Therapeuten oft möglich, eine wertvolle und zeitsparende Vorabdiagnose zu erstellen, die eine Hauptdiagnose aber keinesfalls ersetzen kann.)

»Seele« und Arbeit

Wenn man über psychische Probleme spricht, geht es auch um den Begriff der »Seele«. Es gibt hierfür die verschiedensten Begriffsdefinitionen. Jede Kultur, ja, jeder Mensch hat seine eigene Vorstellung davon. Daher möchte ich das wiedergeben, was für ein breites Spektrum gültig ist, und dazu bediene ich mich ein weiteres Mal des Internets:

> Der Ausdruck Seele hat vielfältige Bedeutungen, je nach den unterschiedlichen mythischen, religiösen, philosophischen oder psychologischen Traditionen und Lehren, in denen er vorkommt. Im heutigen Sprachgebrauch ist oft die Gesamtheit aller Gefühlsregungen und geistigen Vorgänge

beim Menschen gemeint. In diesem Sinne ist »Seele« weitgehend mit dem Begriff *Psyche* gleichbedeutend. »Seele« kann aber auch ein Prinzip meinen, von dem angenommen wird, dass es diesen Vorgängen zugrunde liegt und sie ordnet sowie auch körperliche Vorgänge herbeiführt oder beeinflusst.

Darüber hinaus gibt es religiöse und philosophische Auffassungen, in denen sich »Seele« auf ein immaterielles Prinzip bezieht, welches das Leben eines Individuums und seine durch die Zeit hindurch beständige Identität bewirkt. Damit kann die Annahme verbunden sein, die Seele sei hinsichtlich ihrer Existenz vom Körper und damit auch dem physischen Tod unabhängig und mithin unsterblich. Manche Traditionen gehen davon aus, dass die Seele bereits vor der Zeugung existiert. In einem Teil dieser Lehren macht die Seele allein die Person aus; daher wird der Körper als unwesentlich oder als Hindernis für die Seele betrachtet (http://de.wikipedia.org/wiki/Seele, Januar 2010).

Unzweifelhaft vermag sich das Seelische im Körperlichen auszudrücken, aber auch umgekehrt kann sich das Leibliche wie gesagt im Geistigen und Seelischen einprägen. Leidvolle oder glückliche Erfahrungen entziehen uns den Boden unter den Füßen oder verleihen uns Flügel, Unfälle können zum Gedächtnisverlust führen oder Kerben in unserer Seele hinterlassen, die unser Leben grundlegend verändern.

Jede Veränderung in einem Bereich hat eine Auswirkung auf die anderen Bereiche, in positiver wie in negativer Hinsicht. Fühle ich mich wohl, rundum gesund, klappt alles und stimmt das, was ich tue, für mich und mein Umfeld, besteht in aller Regel keine Notwendigkeit, eine Veränderung herbeizuführen. Trifft dies nicht zu, gibt es zwei Möglichkeiten: Ich mache weiter so, beklage mich über mein Schicksal und schiebe so viel wie möglich auf andere und die Umstände ab – oder ich erkenne, dass ich ein seelisches oder geistiges Problem habe, und versuche, es zu lösen. Dieser letztere Weg allerdings bedeutet Arbeit, Arbeit an sich selbst, der man am liebsten aus dem Weg zu gehen versucht. Aber was ist eigentlich so schlimm an Arbeit?

Wie alle Lebewesen müssen wir einen großen Teil unserer Zeit damit zubringen, uns das Leben erst zu ermöglichen: Die Kalorien, die den Körper nähren, erscheinen nicht durch Zauber auf dem Tisch, Häuser und Autos setzen sich auch nicht von selbst zusammen. Es gibt jedoch keine strengen Regeln, wie viel Zeit man tatsächlich arbeiten muss. Es scheint zum Beispiel, dass die frühen Jäger und Sammler, die wie ihre heutigen Abkömmlinge in unwirtlichen Wüsten Afrikas und Australiens lebten, täglich nur drei bis fünf Stunden mit dem verbrachten, was wir »Arbeit« nennen: Nahrung suchen und zubereiten, Obdach, Kleider und Werkzeuge erstellen. Den Rest des Tages unterhielten sie sich wahrscheinlich oder gingen wohl Beschäftigungen nach, die wir Heutigen der »Freizeit« zuordnen würden. Das andere Extrem bilden die Industriearbeiter des 19. Jahrhunderts, die oft gezwungen waren, sechs Tage in der Woche zwölf Stunden lang in schmutzigen Fabriken oder gefährlichen Gruben zu schuften.

Ähnlich kann die notwendige Arbeit an sich selbst nicht nur erhellend wirken, sondern zum natürlichen Bestandteil des Alltags werden, wenn sie im angemessenen Umfang betrieben wird. Doch nicht nur die Arbeit an sich selbst, sondern auch die erwerbsmäßig betriebene Arbeit kann für seelisches Gleichgewicht und somit in aller Regel für körperliche Gesundheit sorgen, wenn sie von der Qualität her als befriedigend respektive sinnstiftend erfahren wird.

Es gibt ein altes italienisches Sprichwort, das da lautet: »Arbeit macht den Menschen edel, aber auch zum Tier.« Diese Redewendung könnte man im positiven Sinne so interpretieren, dass eine Beschäftigung, zu der man gewisse Fähigkeiten braucht und die freiwillig geschieht, das Selbstwertgefühl vergrößert.

Viele Kulturen gestalten die alltäglichen Pflichten so weit wie möglich zu freudigen Aktivitäten. Es gibt auch heute noch Lebensgemeinschaften, deren Arbeit und Familienleben harmonisch miteinander verbunden sind. Von den industriellen Errungenschaften weitgehend unbehelligt, leben solche Gemeinschaften oft in schwer zugänglichen Bergtälern oder abseits gelegenen Orten.

Das Auffallendste an solchen Orten ist, dass jene, die dort leben, nur selten Arbeit von Freizeit klar unterscheiden. Man könnte sagen, sie arbeiten jeden Tag sechzehn Stunden, aber ebenso gut könnte man's umkehren und sagen, sie gingen sechzehn Stunden lang einem Hobby nach.

Eines Tages besuchte mich ein kleiner, drahtiger Mann aus Vorarlberg/Österreich. Er war etwas über vierzig Jahre alt, sehr wortkarg und antwortete nur das Allernötigste auf meine Fragen hin. Als ich ihn auf seine bisherigen Krankheiten und den Grund seines Besuchs ansprach, sagte er nur: »I hob nix, i muass nur g'sund sie.« Als ich letztendlich alle Informationen hatte, die ich brauchte, war ich mir sicher, dass bei den Untersuchungen aufgrund seiner lebenslangen fettreichen, tierisch-eiweißhaltigen Ernährungsweise einiges zu erwarten war. Doch weit gefehlt! Ich hatte noch nie solche Bilderbuchwerte der klinischen wie auch der naturheilkundlichen Diagnostik vor Augen. Ich bat ihn, das Ganze auf meine Kosten wiederholen zu dürfen, und er willigte ein. Das Ergebnis war das gleiche.

Ich weiß noch, wie ich damals kopfschüttelnd an meinem Schreibtisch saß und auf die Ergebnisse starrte. Die Werte entsprachen denen nach einer mehrwöchigen Therapie, aber doch nicht zu diesem Zeitpunkt. Vor allem bei dieser Form der Ernährung: Speck, Schinken, Wurst, Eier und Milch direkt von der Kuh, kaum Gemüse und Obst, ab und an mal ein Apfel, viel Brot, Butter und Käse. Was war es, was alle meine Erfahrungen vollkommen auf den Kopf zu stellen begann? Die Äpfel, die er aß? Sicher, wenn ich auch viel von Obst halte, das allein konnte die vermeintlichen Ernährungs»fehler« nicht korrigieren. Dann vielleicht noch die Bakterien aus der Milch der Kuh? Da ich mich seit den achtziger Jahren mit den Einwirkungen von Darmbakterien auf die Gesundheit beschäftigte, kam mir eine eventuelle Beteiligung bakterieller Keime zu dem Zeitpunkt noch am wahrscheinlichsten vor.

Ich veränderte diesmal also nicht die bestehende Ernährung Richtung Fasten, Reisschleimkur oder Sonstiges, sondern setzte lediglich eine zweiwöchige vorbeugende Therapie an, die sich auf Darmspülungen und unterstützende Medikamente begrenzte. Meine Frau, die seine Behandlung übernommen hatte, tauschte sich immer nach Feierabend mit mir aus, so kamen wir in vielen Fällen häufig hinter die Lösung von Problemen, auf die wir auf normalem Weg nicht gekommen wären. Aber diesmal ging es um etwas anderes. Dass er Bergbauer war, wusste ich. Was meine Frau mir mitteilte, war, dass er im Sommer auf seinem Bauernhof in Vorarlberg mit Mutter und Schwester arbeitete, dabei jeden (damals) Schilling sparte, um nach der letzten Heuernte mehrere Monate lang nach Südamerika zu reisen. Auch wenn seine Familie nicht gerade davon begeistert war, hatte er sich zwei Jahre zuvor in Ecuador in ein Dreihundert-Seelen-Bergdorf »verliebt«. Ein Freund hatte ihm davon erzählt. Auf den Bildern, die er auf Bitten meiner Frau zwei Tage später mitbrachte, sah man, wie karg diese Landschaft in den Anden war. Er erzählte von den Entbehrungen der einfachen Leute und wie er ihnen beigebracht hatte, für die Ochsen bessere Zugjoche anzufertigen, damit sie sich nicht mehr wund scheuerten und krank wurden. Er erzählte,

dass er den Einheimischen gezeigt hatte, wie man kompostierte – und welche Fruchtfolge das Land nicht auszehrt, damit alle genug zu essen hatten. Ökologische Entwicklungshilfe pur. Ich begann, diesen Menschen zu bewundern.
Als ich mich kurz vor seiner Reise nach Südamerika von ihm verabschiedete, stellte ich ihm noch die Frage: »Was würden Sie sich wünschen, wenn Sie einen Wunsch frei hätten?« Eigentlich hatte ich keine andere Antwort erwartet als die, die er mir gab: »Ich habe alles, was ich brauche.« Ich bitte um Verzeihung, in diesem Fall den Vorarlberger Dialekt nicht wiedergegeben zu haben …

Ob in den Alpen oder den Anden: Das Leben in Bergdörfern war nie leicht gewesen. Um von einem Tag auf den anderen zu überleben, muss sich jeder Einzelne einer großen Bandbreite schwieriger Herausforderungen stellen, von schlicht schwerer Arbeit bis hin zu handwerklichen Fähigkeiten oder auch Erhaltung und Entwicklung einer bestimmten Sprache, von Liedern, Kunstwerken und komplexen Traditionen.
Die Vervollkommnung eines Lebensstils, der menschliche Ziele harmonisch mit den Mitteln der Umwelt in Beziehung bringt, ist selten vorzufinden. Die meisten Menschen würden es als langweilig, eintönig und unbefriedigend empfinden, so zu leben.
Seine eigene Bestimmung gefunden zu haben und wunschlos zufrieden zu sein ist sicherlich der Schlüssel zur Gesundheit überhaupt. Der moderne Mensch hat so seine Schwierigkeiten damit. Daher weicht er auf alle möglichen und unmöglichen Ersatzbefriedigungen aus, die die Konsumgesellschaft für alle Fälle bereithält. Es ist eine Frage der Einstellung zum Leben, eine Einstellung zu dem, was für mich notwendig ist, um wirklich leben zu können.
Für viele ist es schwierig, zugunsten anderer auf etwas zu verzichten, was für uns als unbedingt notwendig zum Leben empfunden

wird. Schauen Sie sich einmal um, und lassen Sie sich dabei ruhig Zeit. Wenn Sie das, was Sie um sich herum sehen, wirklich zufrieden macht, ist alles in Ordnung. Wenn Sie das Gefühl der Unzufriedenheit empfinden, besinnen Sie sich darauf, erst einmal Ordnung in Ihr Leben zu bringen. Auch die Arbeit an sich selbst beginnt mit dem ersten Schritt. Wie rigoros Sie eine Veränderung vornehmen, liegt an Ihnen selbst. Aber auch hier gilt: »Je schlechter Sie sich fühlen, umso stärker sollten Sie Ihr Leben umkrempeln.« Das geht von der Umorganisierung des Tagesablaufs hin zu einem effizienteren »Zeitmanagement« über einen farbfröhlicheren Anstrich der Wände bis hin zur Veränderung der Frisur oder der Kleidung.

Beginnen Sie, sich selbst zu finden, probieren Sie es einfach aus. Gut ist, was Ihnen gefällt und Ihnen das Gefühl gibt: »Das bin ich!« Gehen Sie mehr aus sich heraus, oder nehmen Sie sich anderenfalls etwas zurück. Suchen Sie Ihren »goldenen Mittelweg«. Vor allem lernen Sie, ein freundliches Gesicht zu machen, falls Sie das noch nicht beherrschen. Niemand verkehrt gern mit schlechtgelaunten Menschen, Sie doch auch nicht, oder? Und wenn ich von anderen etwas erwarte, sollte ich erst einmal mit gutem Beispiel vorangehen. Stellen Sie sich vor den Spiegel und lernen Sie, ein freundliches Gesicht zu machen. Zuerst werden Sie lächeln, bis Sie Ihr eigenes Spiegelbild anstecken wird und Sie zum Lachen animiert. Aber so weit muss es gar nicht kommen. Lächeln genügt. Vielleicht probieren Sie es, sobald Sie das freundliche Gesicht im Spiegel als sympathisch empfinden, bei Freunden, im Lebensmittelladen, bei Nachbarn, dann überall. Sollten Sie einmal Kopfschütteln ernten, Miesepetrigkeit ist nicht mehr Ihr Problem und lässt eine Botox-Unterspritzung nebenbei auch überflüssig werden. Auch als psychologisches Dauerspiel hat ein Schlechtwettergesicht noch nie Karriere gemacht …

Man wird allenthalben dazu aufgefordert, sich nicht mit anderen zu vergleichen. Doch sollten Sie wirklich mit Ihrem Leben unzufrieden sein, dann schauen Sie sich bitte einmal die Liste im folgenden Abschnitt an und vergleichen Sie Ihr Leben einmal nicht mit denen, die es vermeintlich besser haben, sondern mit denen, die es mit Sicherheit schlechter getroffen hat.

Glück als »Produkt« der Sichtweise

Wenn man die Erde wie ein Dorf mit hundert Einwohnern betrachtet und möglichst allen Komponenten Rechnung trägt, dann würde dieses Dorf etwa folgendermaßen aussehen:

- 57 Asiaten, 21 Europäer, 14 Amerikaner, 8 Afrikaner.
- 52 Frauen, 48 Männer.
- 70 Farbige, 30 Weiße.
- 70 Nichtchristen, 30 Christen.
- 89 Heteros, 11 Homosexuelle.
- 6 Personen besäßen 59 Prozent des gesamten Reichtums.
- 80 wären obdachlos.
- 70 wären Analphabeten.
- 50 wären unterernährt.
- 2 hätten einen Computer.
- 1 läge im Sterben.
- 2 würden geboren.
- 1 Person wäre deutscher Staatsbürger.

Diese leicht bearbeitete Liste kursiert in vielen Variationen durch das Internet, der Urheber ist mir unbekannt. Auf Genauigkeit kommt es auch nicht an, sondern es soll lediglich das Wesentliche vermittelt werden: Obwohl auch in Deutschland vermehrt das Gespenst der Armut um sich greift und Einrichtungen wie

Suppenküchen regen Zulauf finden – was keineswegs verharmlost werden soll –, nehme ich doch an, dass fast alle von uns Kleidung, ein Dach über dem Kopf und etwas zum Essen haben. Somit sind wir in aller Regel besser dran als 75 Prozent der Weltbevölkerung. Nennt man vielleicht noch ein Bankkonto sein Eigen und hat man etwas Geld in der Tasche, dann gehört man zu den wenigen Reichen auf dieser Welt. Hat man noch einen Computer zu Hause, fällt man unter 2 Prozent.

Da ich heute Morgen ohne Krankheit aufgewacht bin, bin ich glücklicher als eine Million Menschen, die in den nächsten Tagen sterben werden. Ich habe nie unter Krieg, Hunger oder Einsamkeit gelitten, so wie fünfhundert Millionen Menschen auf dieser Welt, und wenn man zu seiner Kirche, zu seiner Moschee, zu seinem Tempel oder zu seiner Kultstätte gehen kann, ohne behindert oder getötet zu werden, ist man glücklicher als drei Milliarden Menschen auf dieser Welt.

Weil ich diese Zeilen lesen kann, gehöre ich nicht zu den zwei Milliarden Analphabeten, und dieser Text teilt mir mit, dass ich mir einmal ganz stark überlegen sollte, ob es mir vielleicht doch viel besser geht, als ich manchmal so denke.

Wir sehen einmal mehr, es kommt nur auf die eigene Sichtweise an, ob wir vor einem halbleeren oder einem halbvollen Glas sitzen.

Irgendjemand hat einmal gesagt, man solle arbeiten, als ob man kein Geld bräuchte; tanzen, als ob niemand zusähe; singen, als ob niemand zuhörte; lieben, als ob man nie verletzt worden wäre; leben, als ob dies hier das Paradies wäre.

Wichtig ist, die Gegenwart, das Jetzt, zu genießen, während die Vergangenheit als Lehr- und nicht als Zuchtmeister dienen sollte. Positive oder negative Emotionen sind das Ergebnis dessen, wie ich mit mir und meinem Umfeld umgehe. Man kann täglich Strategien und damit sein Verhalten verändern, bis man zum Erfolg kommt. Diese Strategien sollten aber allen Seiten dienen, nicht nur der eigenen.

Das Ergebnis sollte sein, ein Gefühl des Miteinanders zu erzeugen, mit dem alle zufrieden sein können.

Wenn es nicht funktioniert, weil die Standpunkte zu weit auseinanderliegen oder zu große Abneigungen bestehen, war es zumindest einen Versuch wert, und man sollte noch weitere Versuche mit jeweils veränderten Strategien folgen lassen. Hartnäckigkeit zahlt sich auch hier mit Sicherheit aus.

Unser Bergbauer aus Vorarlberg ist weit, sehr weit von all diesen Problemen entfernt, denn er lebt das alles von innen heraus, wofür wir uns erst den Kopf zerbrechen müssen. Für ihn ist jeder Handgriff gleichbedeutend mit seinem Leben. Dadurch muss er nicht sein Tun hinterfragen, sondern handelt im Sinne: »Was getan werden muss, wird getan.« So kann Arbeit erfreuen, und als Folge des persönlichen Einsatzes verleiht sie einem das Gefühl, sie sei frei gewählt.

Je mehr eine Tätigkeit innerlich Spaß bereitet, einem Spiel ähnelt und damit einem Hobby gleicht, als umso erfreulicher wird sie empfunden.

Aber worum geht es mir hier eigentlich? Arbeit als Lösung für gesundheitliche Probleme? Für viele Menschen wird dieses Ziel unerreicht bleiben, aber wir könnten wenigstens an unserer Einstellung arbeiten, um uns nicht selbst zu blockieren oder zu schaden.

Der Mensch ist keine Maschine

Worüber wir uns Gedanken machen sollten, ist, warum unser Beispiel des Bergbauern so gar nicht in das Ernährungsraster von Wissenschaftlern passen will.

Nun, zuallererst ist der Mensch keine Maschine, in die man »vorn« etwas hineinschüttet, und das gewünschte Produkt kommt »hinten heraus«. Die Umwandlungsprozesse innerhalb des Körpers sind zu kompliziert, um eine exakte und allgemeingültige Prognose wagen zu können. Weiterhin sind noch nicht einmal annähernd alle Auswirkungen von Enzymen und Hormonen auf die Stoffwechsellage geklärt. Ganz zu schweigen von sonstigen Prozessen, die durch kein messtechnisches Verfahren der Welt erfasst werden können. Denken wir nur einmal an unsere tägliche Verfassung, die nicht immer die gleiche ist.

Der Mensch ist nun mal ein biologisches Wesen und will auch als solches behandelt werden. Würde man ihn, wie es bei der Nahrung ja schon üblich ist, in seine chemischen Bestandteile zerlegen, käme etwas heraus wie 65 Prozent Sauerstoff, 18 Prozent Kohlenstoff, 10 Prozent Wasserstoff, 3 Prozent Stickstoff, 2 Prozent Kalzium, 1,2 Prozent Phosphor, 0,2 Prozent Schwefel, 0,2 Prozent Kalium, 0,2 Prozent Chlor, 0,1 Prozent Natrium, 0,04 Prozent Magnesium, 0,01 Prozent Eisen und noch eine geringfügige Menge anderer Spurenelemente.

Jetzt gehen wir mit diesen Angaben zu einem Lebensmittelchemiker oder Chemiker und bitten ihn, die Werte der Einfachheit halber auf 100 Kilogramm hochzurechnen und die einzelnen Pülverchen und Gase in einem Raum aufzustellen. Verschieden große Haufen von Pülverchen und Gasflaschen würden sich vor uns auftürmen, ergäben aber keinen Menschen von 100 Kilogramm Lebendgewicht. Auch bei einer Zusammenführung dieser Stoffe gäbe es nur eine deftige Explosion, die unsere Pülverchen in alle Winde zerstreute. Das Einzige, was übrig bliebe, wäre – Wasser.

Sicher, dieses Exempel ist gewaltig an den Haaren herbeigezogen, aber bedenken Sie nur: Mit unseren Lebensmitteln wird in den Laboren im Prinzip nichts anderes gemacht. Wo, bitte, bleibt da der Mensch, der sich seiner Persönlichkeit mit all ihren Gefühlen, ihrem Geist, ihrer Seele und nicht zuletzt ihrer Lebensenergie bewusst ist? Hier wird doch mehr als deutlich, dass das Ganze beim besten Willen nicht mit der Summe seiner Teile vergleichbar ist.

Nun, ein typischer Bergbauer ernährt sich von dem, was es auf seinem Hof gibt. Kaum etwas davon würde unter wissenschaftlichen Gesichtspunkten einen vorderen Platz in der Top 100 der gesündesten Lebensmittel erreichen. So ziemlich jeder Ökotrophologe schlüge die Hände über dem Kopf zusammen, alldieweil vor seinem inneren Auge Rheuma, Blutverfettung durch Cholesterin, Bluthochdruck, Herzinfarkt, Übergewicht, Gicht und Darmkrebs vorbeizögen.

Aber wie wir gesehen haben, trifft nichts davon den Bergbauern in der erwarteten Heftigkeit. Sicher wird der eine oder andere irgendwann einmal von der einen oder anderen erwähnten Erkrankung betroffen, meist aber erst im hohen Alter und, was noch verwunderlicher erscheint, statistisch gesehen, im weitaus geringeren Anteil als Städter mit einer wesentlich gesundheitsbewussteren Ernährung.

Kann es vielleicht daran liegen, dass Bergbauern ihren täglichen Bedarf nicht vom Supermarkt um die Ecke beziehen? Oder hängt es vielleicht nur einfach damit zusammen, dass es Menschen sind, die gelernt haben, im Einklang mit der Natur zu leben, und sich nicht den Kopf über Cholesterinwerte, freie Radikale, Omega-3-Fettsäuren, Vitamine oder Nahrungsergänzungsmittel zerbrechen müssen, weil das Gespür für das, was einem guttut, und das Vertrauen in den eigenen Körper noch vorhanden sind?

Sicherlich trifft von alldem etwas zu, aber das Wichtigste ist meiner Meinung nach die Zufriedenheit mit sich und der Welt.

Weitere seelische Faktoren

Neid und Eifersucht sind zusätzliche Triebfedern, die uns danach streben lassen, immer besser, reicher, stärker, schöner, erfolgreicher und vor allem beliebter zu sein als andere. Aber dieses Streben erzeugt Spannungen. Herz- und Atemfrequenz werden schneller, Blutdruck, Körpertemperatur und Blutzucker erreichen hohe Werte. Körperliche Veränderungen werden sichtbar, die sich in Schnaufen, Zittern, Nervosität, Erröten oder Erblassen, Schwitzen, Gänsehaut oder »hektischen« Flecken im Gesicht niederschlagen – alles Vorwarnungen für mögliche »Unpässlichkeiten«, die sich irgendwann einmal stärker bemerkbar machen, indem sie die Darmfunktionen behindern oder übermäßig aktivieren. Wenn organische Ursachen weitgehend ausgeschlossen werden können, sind chronische Verstopfungen oder Durchfall anfangs die einfachsten Reaktionen, mit denen der Körper signalisiert, dass etwas im seelischen Bereich nicht in Ordnung ist.
Ähnlich verhält es sich mit Stress, den jeder Einzelne anders erlebt. Der Mensch, seit Jahrmillionen auf lebenserhaltende Reaktionen programmiert, zum Beispiel Angriff oder Flucht, kann in unserer hochtechnisierten Gesellschaft diese Impulse kaum noch direkt ausleben. Weder kann er seinem Boss an die Gurgel springen, wenn dieser ihn ungerecht behandelt hat, noch darf er die Flucht ergreifen, wenn ihm eine Aufgabe zu schwierig erscheint. Stressreaktionen, die nicht natürlich abgelebt werden, wirken so noch lange im Organismus nach.
Der Blutdruck ist erhöht, die Verdauungsorgane sind schlecht durchblutet und die Muskeln angespannt. Erst nach geraumer

Zeit findet der Körper in sein physiologisches Gleichgewicht zurück. Wiederholen sich derartige Situationen häufig, können die betroffenen Organsysteme auf Dauer gestört bleiben und psychosomatische Erkrankungen hervorrufen, was bedeutet, dass die Ursache der Erkrankung überwiegend auf psychischer Ebene zu suchen ist.

Organisch gesehen, kann der Körper am häufigsten bei zunehmendem Stress über den Darm sowohl mit Durchfall als auch mit Verstopfung reagieren.

Es gibt viele Wege, Stress abzubauen. Einige basieren auf einer besseren Verteilung von Verantwortung und einem aufbauenden Miteinander im Arbeitsbereich, andere beruhen auf einem ausgewogenen Familienleben, erfüllenden Freizeitbeschäftigungen, Sport oder einer inneren Disziplin wie etwa autogenem Training, Meditation oder Yoga.

Es erfordert viel Kraft und Konzentration, sich aus psychisch bedingten Problemen herauszubewegen, und es ist leichter gesagt als getan. Aber alles beginnt mit dem ersten Schritt, und ohne Arbeit an sich selbst und die Mobilisierung aller vorhandenen Möglichkeiten und Kräfte gelangt man als Kranker schwerlich zurück zu dem Zustand, den wir alle mit Recht für so erstrebenswert halten – das Gefühl, gesund zu sein.

Wie wir gesehen haben, ist Gesundheit sicherlich auch abhängig von der Art unserer Arbeit, wie sie uns ausfüllt und wie wir sie sehen. Noch entscheidender aber ist, wie sinnvoll wir unsere Freizeit nutzen, von der in der heutigen Zeit viele nicht wirklich wissen, was man alles damit anfangen kann. Es kostet vielleicht etwas Mühe, sie auf sich so zuzuschneiden, dass daraus eine dauerhafte Befriedigung entsteht. Hobbys etwa, die ein wenig Geschicklichkeit erfordern und besonders etwas Selbstdisziplin, helfen, die Freizeit zu dem zu machen, was sie eigentlich sein soll – eine Chance zur Entspannung und Erholung.

Doch im Allgemeinen versäumen die Menschen in ihrer Freizeit die Gelegenheiten zum Genuss noch gründlicher als bei der Arbeit. Der Urlaub dient in den seltensten Fällen zur Erholung, sondern oft als Ersatzbefriedigung für entgangene Erlebnisse und versteckte Sehnsüchte.

Übernimmt man selbst nicht die Kontrolle über seine Freizeit, dann übergibt man diese wertvolle Zeit anderen, deren Streben nicht im Entferntesten daran ausgerichtet ist, uns gesund und glücklich zu machen, sondern fernseh-, computer- und kaufsüchtig.

Menschen, die gelernt haben, ihre Arbeit zu genießen, und ihre Freizeit nicht vergeuden, strahlen wesentlich mehr Lebensfreude aus als andere. Dazu muss man weiß Gott nicht zum Bergbauern werden, es reicht vollkommen aus, seinem Leben mit den eigenen Möglichkeiten – die weit größer sind, als man häufig denkt – eine positive Richtung zu geben. Manche Menschen sind in dieser Hinsicht Lebenskünstler, denen dies scheinbar aus dem Effeff gelingt, aber den meisten bleibt wohl nichts anderes übrig, als sich täglich aufs Neue zu motivieren.

Schließlich kommen wir noch einmal auf die eigenwillige Schar derer zurück, die anderen das Leben schwermachen müssen, weil ihr eigenes dazu nicht ausreicht – alles nachtragend, nichts Besseres wissend, als mit Rivalitäts-, Neid- oder Eifersuchtsgedanken ins Bett zu gehen. Dann wachen sie am nächsten Tag auf, um dasselbe Spiel wieder von vorn zu beginnen. Sie übersehen dabei einen ganz wesentlichen Faktor: Sie schaden sich selbst am meisten. Denn sie bewegen sich damit in einen Zustand der Leere hinein, weit entfernt von Zufriedenheit und Glück, die, wie gezeigt werden sollte, für die Gesundheit, vor allem auch die Darmgesundheit, bei weitem wichtiger sind als zum Beispiel allein die exakte Befolgung noch so gut gemeinter Ernährungsempfehlungen.

Darm, Glück und Schönheit

Sicherlich benötigen wir unterschiedliche Anstöße, um Gefühle des Glücks zu empfinden. Ein ganz wichtiger davon ist das völlig unromantische Serotonin: ein Hormon, das uns Signale des Wohlempfindens bis hin zu tiefsten Glücksempfindungen vermittelt. Wo aber ist nun der Entstehungsort dieser Glücksvermittler? Natürlich im Darm. Wo sonst?
97 Prozent werden hier gebildet, lediglich 1 Prozent im Gehirn, die restlichen 2 Prozent irgendwo unterwegs. Einen Großteil der Glücksdroge benötigt der Darm für eigene Aufgaben, so zum Beispiel zur Steuerung der Darmaktivität. Unser Essverhalten hat damit automatisch einen großen Einfluss auf unser Wohlempfinden. Je mehr Serotonin für den Nahrungstransport verbraucht werden muss, umso weniger bleibt für unsere Empfindungen übrig. Aber Gott sei Dank ist dieser Effekt keine Einbahnstraße. Ihrerseits regen Hochgefühle eine vermehrte Serotoninausschüttung an, was zu einer verstärkten Aktivierung der Darmmuskulatur führt. Das Gefühl der »Schmetterlinge im Bauch« ist das direkte Resultat dieser »Beschleunigung«.
Glückliche Menschen haben also auch sozusagen hormonbedingt eine bessere Verdauung. Werden sie dadurch nun schlanker und schöner? Schlanker sicherlich, wenn man nur einmal an glücklich Verliebte denkt, aber schöner?

Darm, Haut und Körpergeruch

Viele Menschen mit einem verschlackten Darm haben generell auch Hautbelastungen unterschiedlichster Art. Selbst wenn Patienten aus anderen Gründen zu mir kamen und es vordergründig überhaupt nicht um eine schönere Haut ging, wurden sie gegen Ende der Therapie als Nebeneffekt mit einer solchen belohnt. Die Erklärung? Eigentlich ganz einleuchtend: Die Haut hat verschiedenste Aufgaben. Eine davon ist es, als zusätzliches Ausscheidungsorgan zu dienen, sobald Blase und Darm allein mit der eigenen Entgiftung überfordert sind. Es gibt ein untrügliches Zeichen, um festzustellen, ab wann das der Fall ist, nämlich bei Körpergeruch. Nein, damit ist nicht der Schweiß gemeint, dessen Wirkung eine Palette lasziv-erotischer bis hin zu aggressiven Richtungen in sich vereinen kann, je nachdem, welche Nase ihn aufnimmt. Der Geruch, den ich meine, ist ein unangenehmer, durchdringender. Selbst feststellen kann man ihn am besten frühmorgens, indem man einfach einmal an seinem Kopfkissen schnuppert.

Manchem scheint das sicherlich etwas befremdlich vorzukommen, aber für viele Ärzte und Heilpraktiker war und ist es eine gängige Methode, den Verlauf und manchmal auch den Hinweis auf die Ursache einer Erkrankung über die Ausdünstung feststellen zu können. Riecht der Patient sauer oder süßlich, vielleicht ist es aber auch eher eine modrig-stumpfe Note – oder sind die Gerüche undefinierbar scharf? Jede Geruchsform und Stärke hat ihre eigene Bedeutung und lässt Rückschlüsse auf unterschiedlichste Krankheiten und Organerkrankungen zu. Gut nachvollziehbar sind sicherlich Gerüche bei Nieren- oder Darmfunktionsstörungen, deren Herkunft keine Zweifel aufkommen lassen. Verstärken sich die Gifte, kommt es so weit wie bei allen anderen chronischen Erkrankungen: Die Symptome nehmen zu, die Gerüche auch.

Anstatt den Ursachen nachzugehen und sie auszuschalten, ist es mal wieder einfacher, Farbe über den Rost zu streichen. Dafür halten dann Kosmetik- und Pharmaindustrie Präparate bereit, die sogar jeden unschuldig entstandenen Pubertätspickel zum Staatsfeind erklären, der sofort der Ausrottung anheimgestellt werden muss.

Wer jetzt meint, ich wüsste nicht, was es für eine Plage sein kann, für ein, zwei oder auch mehr Jahre mit Pickeln im Gesicht herumlaufen zu müssen: weit gefehlt. Mir war klar, dass es eine Zeitfrage war, und ich habe es in meinem Fall einfach »ausgesessen«. Dadurch konnte ich etwas Wichtiges lernen, was mir in meinem späteren Leben und in meinem Beruf weitergeholfen hat: »sich in die Haut anderer hineinversetzen zu können« und das Leid zu verstehen, das Hautkranke täglich für andere sichtbar durchstehen müssen.

Salben mit und ohne Kortison sind daher ständige Begleiter der Betroffenen, um nicht nach außen zeigen zu müssen, was innen drin abläuft. Das »endogene Ekzem«, übersetzt: »eine von innen herauskommende Hauterscheinung«, das wir schon unter dem Namen »Neurodermitis« kennengelernt haben, ist das beste Beispiel hierfür.

Jeder kennt den Ausspruch »Schönheit kommt von innen«. Zählen wir eins und eins zusammen, dann treffen wir unweigerlich wieder auf unser Kernthema, den Darm. Schönheit ist somit auch eine Frage des Darms und seines jeweiligen Verschlackungsgrades. Dem ist erfahrungsgemäß nichts entgegenzusetzen, obwohl die These wissenschaftlich wohl nicht haltbar ist, da die Wissenschaft so ihre Schwierigkeiten mit dem Begriff »Schlacken« hat. Aber da haken wir etwas später noch einmal nach.

Der vermeintliche Schwund der Schönheit beziehungsweise der Hautgesundheit hat für viele den Charakter einer Minderung der Lebensqualität. Je nachdem, inwieweit sich das Leben um

Äußerlichkeiten gedreht hat, reicht die Skala der Empfindungen bei den ersten Erscheinungen von »Mein Gott, was soll's?« bis hin zu »Das Leben ist vorbei«. Dort, wo Untergangsstimmung herrscht, schwindet auch das Selbstwertgefühl, und man wird unglücklich, was einer Ausschüttung von Glückshormonen zuwiderläuft. Eine zunehmende Verlangsamung der Darmbewegung führt zu schlechter Verdauung. Eine vermehrte Gas- und Schlackenbildung ist die Folge, die eine zusätzliche Selbstvergiftung nach sich zieht, was unweigerlich zu einer weiteren Hautverschlechterung führt. Die Schlange beginnt, sich mehr und mehr in den Schwanz zu beißen.
Dennoch scheint die Lösung doch wieder mal ganz einfach: Serotonin, künstlich hergestellt, und die Menschheit ist glücklich und schön. Natürlich gibt es schon längst genügend Medikamente auf diesem Sektor, aber warum ist mit ihnen das Glück noch nicht in jedem Winkel eingekehrt? Deswegen, weil Glück labortechnisch doch nicht ganz so einfach zu erzeugen ist, wie es die Pharmafirmen, und nicht nur die allein, gern hätten. Glück wird in Zukunft auch weiterhin eines der wenigen Geschenke der Natur bleiben, die man chemisch nicht herstellen kann. Außerdem wären da noch die nicht unerheblichen Nebenwirkungen und Gefahren der Überdosierungen pharmazeutischer Präparate, die so gar nicht in das Gefühl des Glücklichseins hineinpassen.

Das »Darmhirn«, Ableger unseres Gehirns

Allen Medikamenten, die auf der psychischen Ebene eingesetzt werden, ist gemein, dass man dieselben Wirkungen, die sie auf das Gehirn ausüben, auch beim Darm feststellen kann. Wird das Gehirn angeregt, passiert beim Darm dasselbe. Wird jemand »ruhiggestellt«, passiert das auch mit dem Darm. Für alle anderen Organe gilt das nicht. Da liegt die Annahme nicht fern, es müsse im Darm ein zweites Gehirn geben. Sozusagen einen Ableger unseres Vernunftzentrums, das unbewusst in unserem Körper existiert. Richtig, man nennt es fachsprachlich »enterisches Nervensystem« (vom altgriechischen *énteron* = »Darm«), weil es im Darm eingebettet ist und aus einem Nervengeflecht besteht, dessen Wirkungsspektrum vom Anfang der Speiseröhre bis zum Darmausgang hin reicht. Eigentlich nichts Neues. Dieses »System« ist seit etwa hundert Jahren bekannt, nur wusste lange niemand so richtig etwas damit anzufangen. Erst seit kurzem beginnt sich das Geheimnis um das »zweite Ich« etwas zu lüften. Ob normale Verdauung, Verstopfung oder Durchfall – alles ist eine Frage von elektrischen Impulsen, ausgesandt vom Darmhirn in die den Darm umgebende Muskulatur hinein. In etwa einem ähnlichen Prinzip vergleichbar, wie wir über unser Gehirn mit unserer Körpermuskulatur umgehen, nur direkter und vollkommen unbewusst.

Wohl jeder Autofahrer kennt den sogenannten Alpha-Zustand. Die Aktivität des Gehirns ist bei einer langen Autostrecke auf zirka acht bis dreizehn Schwingungen pro Sekunde heruntergeschaltet. Wir schlafen nicht, sind aber auch nicht hellwach dabei. Es ist die Frequenz, in der sich unser Bewusstsein mit unserem Unterbewusstsein mehr oder weniger die Waage hält. Abgespeicherte Erfahrungen und Erinnerungen bewegen sich in dieser Zwielichtzone genauso, wie sie auch das Tor für die Meditation und die Hypnose darstellt. Gehen wir mit unserer Gehirnfrequenz noch etwas tiefer auf vier bis sieben Schwingungen, dann befinden wir uns im leichten bis mittleren Schlaf, während sich noch tiefer (ein bis drei Schwingungen) das Reich des Tiefschlafs öffnet. Je tiefer die Frequenz, desto besser kann das Darmhirn arbeiten. Jetzt wird es auch klar, warum Dauerstress (ab zwanzig Schwingungen und höher) sich so schädlich auf unsere Darmtätigkeit und Psyche auswirkt, sie praktisch lahmlegen kann. Was wir auch immer unserem Gehirn zumuten – unser Darm und unser Unterbewusstsein sind mit dabei, egal, ob es sich um sanfte Berieselung oder um chaotische Impulsfluten dreht. Großstadtverkehr, Ärger im Büro, unterdrückte Wut, Termine, Hupkonzerte am Feierabend, schnell nach Hause was essen, was vom Hunger »reingezogen« wird, und ab ins Bett, um am nächsten Tag wieder einigermaßen fit zu sein …

Das Darmhirn hätte liebend gern auf das Abendessen verzichtet. Obwohl es die psychischen Geschehnisse des Tages noch gar nicht richtig verarbeitet hat, muss es wieder eine zusätzliche »Verdauungsnachtschicht« einlegen.

Es ist also nicht nur die Qualität des Essens, sondern neben den Umständen insbesondere auch die Häufigkeit der Mahlzeiten, die unsere Stimmungslage und unsere Gefühle mit beeinflusst. Eine Reduktion der Nahrungsaufnahme wirkt unterstützend bei vielen psychischen Problemen, kann sogar durch Austausch in qualitativ hochwertige Nahrung zu außergewöhnlichen Ergebnissen führen, vor allem, wenn dem Ganzen noch eine Darmsanierung vorausgegangen ist.

Neun von zehn Impulsen fließen von unserem Darmhirn zum Kopf, und nur einer fließt zurück. Also ein Beweis dafür, dass unser Bauch und nicht unser Gehirn das Sagen hat? Kommen unbewusste Befehle aus den Tiefen des Darms, die unsere Entscheidungen beeinflussen, ohne dass wir es merken? Lächerlich. Es gibt genügend Beispiele, an denen wir erkennen können, dass dem nicht so ist, oder? Nehmen wir einfach nur den Gedanken ans Essen oder allein das Händewaschen, das bereits ausreicht, um Verdauungssäfte anzukurbeln. Sind dies von unserem Kopfhirn gesteuerte Vorgänge, oder wird das alles schon vom Bauch aus gesteuert? Das Darmhirn empfängt über eine »Hotline« Informationen vom Gehirn, die es für eigene Zwecke nutzbar macht. Wie wir wissen, ist es für die Verdauung leichter, ihre Arbeit zu bewerkstelligen, wenn sie vorab Informationen über Aussehen, Geruch und Geschmack erhält, die sie mit bereits einmal gemachten Erfahrungen abgleichen kann, um schneller darauf reagieren zu können.

Der Darm ist laufend über die Außenwelt informiert. Er speichert Informationen, die es ihm erleichtern, seine Arbeit zu bewältigen, wie Aussehen, Geruch und Geschmack einer Speise. Dann vergleicht er sie mit seinen Erfahrungen, um sich darauf einstellen zu können, was da auf ihn zukommt. Ebenso wird mit Gefühlen und Erlebtem verfahren. Aus dem Bauch heraus steuert unser Darmhirn somit Entscheidungen, die uns gar nicht bewusst sind.

Wissenschaftlich ist dies nachweisbar, indem man die vom Darm- zum Kopfhirn ankommenden und vom Kopf- zum Darmhirn abgehenden Ströme misst und dabei feststellt, dass einem ankommenden Impuls zum Darm wie gesagt neun Impulse in Richtung Kopfhirn gegenüberstehen. Aber es geht noch weiter. Eine Sekunde bevor wir eine Entscheidung irgendwelcher Art treffen, löst ein aus dem Darmhirn kommender Impuls in der entsprechenden Region des Gehirns einen Reflex aus, der schließlich und endlich zur Handlung führt. Ohne dass wir es also bewusst registrieren, wird unser Leben mehr, als wir es uns vorstellen können, »aus dem Bauch heraus« entschieden.

Ein gutes Beispiel ist der Besuch im Supermarkt. Geht man mit knurrendem Magen hinein, wird man mit viel vollerem Wagen herauskommen als nach einer guten Mahlzeit. Sind die Wünsche des Darms befriedigt, darf das Gehirn einkaufen. Der Bauch beeinflusst also unsere Geldbörse? Natürlich, nur was er sich dabei denkt und warum er des Öfteren nicht so ganz mit der Meinung unseres Vernunftzentrums übereinstimmt, ist ein ganz anderes Thema. Die Werbebranche hat es schon längst erkannt, dass man den schnelleren Weg zum Erfolg dadurch erreicht, indem man das Vernunftzentrum so weit wie möglich umgeht und das Darmhirn lieber direkt anspricht.

Die Darmflora

Probiotika und ihr Problem

Darm, Nase, Augen, Mund, Speiseröhre, Magen, Lunge, Blase, Harnröhre, Eichel und Vagina sind im ständigen Kontakt zur Außenwelt. Im Gegensatz zur Haut benötigen sie einen zusätzlichen Schutz der Schleimhäute. Für die Abwehr von Fremdkeimen und bei der Übermittlung von Informationen kommt den in der Schleimschicht wohnenden Bakterienkulturen eine besondere Funktion zu. Von allen Organen hat der Verdauungstrakt die mit Abstand größte Schleimschicht, in der sich Bakterien befinden, deren Anzahl je nach Säurevorkommen stark variiert. Da im Magen die stärkste Säure vorherrscht, ist die Bakterienanzahl dort praktisch gleich null. Diese Tatsache macht es nahezu unmöglich, eine Bakterienzufuhr ohne Säureschutzmantel durchzuführen. Obwohl die Hersteller von »Probiotika« diesen Umstand kennen, vertreiben sie ihre Produkte im »Dienste der Gesundheit« weiter, die sich außer einer höheren Menge an Zucker in nichts von normalem Joghurt unterscheiden. Egal, was sie ihren Bakterienkulturen für einen Namen geben, es sind und bleiben durch die Bank »stinknormale« Laktobakterien, deren Vorkommen wesentlich besser im Sauerkraut oder sonst einem gesäuerten Gemüse zu finden ist. Sollte jemals ein gezielter Aufbau der Bakterienflora nötig sein, ist es wesentlich vernünftiger, die entsprechenden Darmbakterien in magensaftresistenter Kapselform zu verabreichen. Die Säure wird dadurch unbeschadet überstanden und die Kapsel erst durch den basischen Zustand im Zwölffingerdarm aufgelöst. Sie kommt also dort an, wo sie auch gebraucht wird. Das Wichtigste aber ist, bevor man gedankenlos etwas zu sich nimmt, überprüfen zu lassen, ob man es überhaupt benötigt.

Ich kann Ihnen nach der Erfahrung mit etwa dreitausend Patienten der letzten zwanzig Jahre (die zehn Jahre davor kannte ich noch keine Testmöglichkeiten in dieser Richtung) versichern, dass wesentlich ausgeklügeltere Bakterienkulturen als nur Laktobakterien notwendig sind, um einen durchschlagenden therapeutischen Erfolg für den Darm erzielen zu können. Die Tatsache aber, dass diese Produkte immer mehr ihre Abnehmer finden, bestätigt wiederum die Macht der Werbung und des Glaubens, der Berge versetzen möchte, oftmals aber leider in die falsche Richtung.

Dass unser Darm von Bakterien besiedelt ist, fand erstmals der deutsche Kinderarzt Theodor Escherich heraus, als er bei der Untersuchung von Säuglingsdurchfällen im Jahr 1885 ein Bakterium isolierte, das heute seinen Namen trägt: *Escherichia coli* (E. coli). Da man damals noch keine gesundheitsfördernden Bakterien kannte, sondern nur todbringende, machte der Ausspruch »Der Tod sitzt im Darm« schnellstens die Runde. Die Vorstellung, dass Bakterien im Darm für das vorzeitige Ableben verantwortlich waren, ließ die aufkommende Chirurgie das Messer wetzen, und man begann reihenweise, Dickdärme herauszuschneiden, ob vorsorglich oder nicht, lassen wir einmal dahingestellt. Die Ergebnisse müssen ein schwerer Schock für die Medizin gewesen sein, denn erst in den dreißiger Jahren des 20. Jahrhunderts hörte man wieder etwas von Darmbakterien, diesmal allerdings vom anderen Ende der Welt, aus Japan. Weitere Forschungen auf diesem Gebiet zeigten zur Überraschung aller, dass Bakterien, die wir in unserem Darm mit uns herumtragen, uns keineswegs schaden, sondern nutzen und dass unsere Gesundheit ohne sie nicht denkbar wäre.

Nach heutigem Wissensstand besteht unsere Darmflora aus etwa drei- bis vierhundert verschiedenen Bakterienstämmen, die zusammen etwa eine Billiarde Mitglieder zählen. Circa ein Kilogramm an Bakterien trägt ein Erwachsener in seinem Darm mit sich herum. Würde man ein Bakterium mit einem Sandkorn vergleichen, entspräche das in etwa gewichtsmäßig einer Million Kilogramm (1000 Tonnen) Sandkörnern. Das wiederum ergäbe bei einer Tiefe von 10 Zentimetern und einer Breite von 10 Metern einen Sandstrand von einem Kilometer Länge.

Je nach Sorte haben Bakterien gesund- oder krankmachende Eigenschaften. Auch die Anzahl und unter welchen Umständen sie mit uns in Kontakt treten sind entscheidend. Kommen sie über Dosennahrung, offene Wunden oder über den Geschlechtsverkehr? Botulismus, Tetanus oder Syphilis? Krankheiten, die auch heute nichts von ihrem Schrecken eingebüßt haben und deren Ausbruch von der Art des Weges abhängt, den sie nehmen. Aber selbst weniger gefährliche Erreger würden unweigerlich zum Tode führen, hätten wir da nicht unser Immunsystem, dessen Existenz wir größtenteils unserem Darm verdanken.

Die wichtigste »Schluckimpfung«

Aber woher kommen die Bakterien? Und wie kommen sie überhaupt in unseren Darm hinein? Nun, das passiert während der Geburt. In der Schleimhaut der mütterlichen Vagina befindet sich die Zusammensetzung an Bakterien, die das Neugeborene als »Schluckimpfung« auf seinem Weg in die neue Welt mitbekommt. Da ein Säugling noch keine Magensäure besitzt, ist es ein Leichtes für die Bakterien, den Darmtrakt zu besiedeln. Jeder auf natürlichem Weg geborene Säugling erhält diese erste »Starterkultur«, deren optimale Weiterentwicklung von der Qualität

der Muttermilch bestimmt wird. Durch Kaiserschnitt geborene oder mit Kuhmilch aufgezogene Kinder weisen nicht nur eine vollkommen andere Zusammensetzung der Darmflora auf, sie macht sie auch wesentlich anfälliger für jegliche Art von Erkrankungen. (Der Begriff »Flora« hat in diesem Zusammenhang nichts mit der Pflanzenwelt zu tun, sondern steht hier für die Gesamtheit der natürlich vorkommenden Bakterien in einem Körperorgan [vom lateinischen *flos*, Genitiv *floris* = »Blume«].)
Innerhalb dieser Flora gibt es ein Bakterium, das wir dem Namen nach schon kennengelernt haben: E. coli. Dieses bereitet zusammen mit den sogenannten Bifidobakterien den Weg für sämtliche anderen nützlichen Bakterienstämme vor, macht also den Weg frei für eine Besiedlung des Darms. Der Aufbau jener zahlenmäßig größten Gattung – der Bifidobakterien – hängt mit der Zusammensetzung der Muttermilch zusammen, in der verschiedenste Stoffe die Vermehrungsfähigkeit garantieren. Aber auch Interferon als Virusabwehrstoff und verschiedene Eiweiße zur Abwehr (IgA, IgM) erhält der Säugling über das Stillen.
Sobald es sich die »Handvoll« Bifidobakterien in unseren Schleimhäuten gemütlich gemacht haben, beginnen sie sich bis zur dritten Lebenswoche schlagartig auf eine Zahl von hundert Milliarden zu vermehren. Sie sind die Pioniere, die es allen anderen Bakterienstämmen erst ermöglichen, sich auszubreiten. Ab der dritten Lebenswoche stoppen sie dann plötzlich ihre eigene Vermehrung, bis sie wieder auf ein Zehntel ihres ursprünglichen Volumens zusammengeschrumpft sind. Dadurch machen sie nachfolgenden Stämmen Platz. Es scheint also, als seien die Bakterien untereinander vernetzt, um wichtige Informationen jederzeit allen zur Verfügung stellen zu können – und tatsächlich ist es auch so.
Wer hätte das gedacht? Die Natur hat also schon Abermillionen Jahre vor unserer Zeit ein System gehabt, das wir vergleichsweise erst seit kurzem unter dem Namen »Internet« kennen.

Durch die hohe Vermehrungsrate der Bakterien (spezielle bringen es unter optimalen Bedingungen alle zwanzig Minuten zur Teilung, das sind rund 72 Generationen pro Tag!) und durch die Fähigkeit, erworbene Informationen weitervererben zu können, haben die Bakterien kein Problem, sich schnellstmöglich auf neueste Gegebenheiten einzustellen. Ganz am Rande bemerkt, ist das auch der Grund, warum Antibiotika in naher Zukunft gefährlicher für den Menschen als für das Bakterium selbst sein werden, das man auszulöschen gedenkt.

Die Organisation der Bakterien

Bestimmte Bakterien schaffen es innerhalb von 24 Stunden, Trilliarden Nachkommen zu erzeugen (auf ein oder zwei Nullen mehr oder weniger kommt es uns hier nicht an, da die Zahlen mengenmäßig sowieso unsere Vorstellungskraft bei weitem übersteigen). Dabei werden von Generation zu Generation sämtliche Informationen auf den neuesten Stand gebracht und jedem einzelnen neuen Bakterium über die Gene weitervermittelt. Auf menschliche Dimensionen übertragen, haben diese Bakterien an einem Tag eine Generationsrate wie wir von Hippokrates (460–370 v. Chr.) bis etwa heute.
Jetzt beginnen auch mehr und mehr die Laktobazillen, die gleichzeitig mit den E.-coli- und den Bifidobakterien bei der Geburt in den Organismus des Säuglings gelangten, ihre wichtige Tätigkeit. Sie behindern das Wachstum von Fremd- und Fäulniskeimen und werden zusammen mit den Kolibakterien auf die Vernichtung krebsauslösender Stoffe trainiert.
In der Schleimhaut des Darms ist zum Zwecke der Immunabwehr ein »Verkehrsaufkommen«, das sich mit nichts, was wir kennen, vergleichen lässt. Hier findet die Auswahl statt, wer und

was »hineindarf« (in den Blutkreislauf) und wer und was nicht. Ein ausgeklügeltes System verschiedenster Mechanismen von Eiweißkörpern und Bakterien steht bereit, um uns vor unliebsamen Eindringlingen wie Viren und artfremden Bakterien zu schützen. Aber vor allem Antibiotika und Chemikalien machen es den Bakterien schwer, diese Arbeit zu unserer vollsten Zufriedenheit zu erledigen. Auch Alkohol richtet hier ein vollkommenes Waterloo an. Er macht die Darmbarriere für Stoffe aller Art durchlässiger, was den Körper für zusätzliche Gifte empfänglich werden lässt. So führt ein Übermaß an Alkohol nicht nur zu Leberbelastungen, sondern kann auch für die Entstehung von Allergien und einem Großteil anderer chronischer Erkrankungen verantwortlich sein.

Wenn es heißt, dass wir in den ersten Wochen unseres Lebens die Abwehrkräfte von unserer Mutter empfangen, dann ist das nur teilweise richtig. Genauer gesagt, empfangen wir eine Prägung für unser gesamtes Leben. Unser Immunsystem entwickelt sich dann je nach den äußeren Einflüssen, unter denen die Ernährung eine nicht unerhebliche Rolle spielt, weiter. Man kann das mit den Genen vergleichen, die wir von unseren Eltern empfangen. So sind wir mit bestimmten Entwicklungsmöglichkeiten ausgestattet, deren weitere Vervollkommnung von uns selbst abhängt.
Etwa ab dem dritten bis zum sechzigsten Lebensjahr arbeiten, wenn nichts Außergewöhnliches passiert, die Darmbakterien im trauten Miteinander. Sie bauen Stoffe auf und ab, produzieren Vitamine und den größten Teil unseres »körpereigenen« Glückshormons Serotonin. Sie halten Schadstoffe von uns fern und spalten Gallensäuren, die als primäre Auslöser für Brust- und Darmkrebs gelten. Weiterhin trainieren sie unser Immunsystem durch gezielte Freisetzung von entsprechenden Stoffen, auf die

die Abwehrkörper hin reagieren müssen und daraus lernen. Für sich selbst haben die Bakterien ein hauseigenes Trainingsprogramm entwickelt. In einem selbst angelegten zoologischen Garten halten sie sich ehemalige Krankheitserreger, die gehegt und gepflegt werden. Von Zeit zu Zeit wird an ihnen geübt. Außerdem geben sie den nachfolgenden Generationen von klein auf die Gelegenheit, sich mit ihren Aufgaben des Abwehrkampfs vertraut zu machen, indem sie an ihnen lernen. Es sind die Gladiatoren unseres Immunsystems. Daher meiden Sie besser die Gefahren eines künstlich zu steril gehaltenen Umfelds für Ihre Sprösslinge, denn »was Hänschen nicht lernt, lernt Hans nur sehr schwer« beziehungsweise »nimmermehr«. Auch in Hinblick auf Kinderkrankheiten und Impfungen hat das Sprichwort nichts von seiner Aussage verloren. Masern in der normalen Verlaufsform bei Kindern laufen unter einem wesentlich geringeren Risiko ab als bei Erwachsenen, die sich an dieser Kinderkrankheit anstecken.

Etwa ab dem sechzigsten Lebensjahr beginnt sich die Flora zu verändern. Die Zahl der Bifidobakterien sinkt noch einmal, E.-coli- und Laktobakterien füllen die Lücke aus und vermehren sich. Das wäre alles nicht so dramatisch, würde sich dadurch nicht auch der Säurewert in Richtung »basisch« verschieben. Eine regelrechte Explosion von den bis dahin in den Tiefen des Dickdarms ein freudloses Dasein führenden Clostridien findet statt. Eine spezielle Form dieser Clostridien, abgekürzt NDH, baut die Gallensäuren so um, dass sie den Boden für Krebserreger vorbereiten. Erschwerend kommt hinzu, dass sich im Alter die Nahrung verstärkt in Richtung Eiweiß und Fett verschiebt und die körperliche Aktivität nachlässt. Darmkrebs kommt gehäuft in Ländern vor, in denen ein hoher Verzehr von tierischem Fett und Fleisch zu verzeichnen ist. Japan zum Beispiel steht in der Skala ganz weit unten, während Neuseeland der Spitzenreiter ist und nicht weit davon entfernt – Deutschland. Speziell noch der Brustkrebs bei Frauen scheint mit diesem fehlerhaften Gallensäureabbau in Verbindung zu stehen.

Für die Naturheilkunde ist die Beziehung von Krebs/Krankheit und Darm/Ernährung schon lange kein Geheimnis mehr. Gut, dass diese Erfahrungstatsache jetzt auch langsam Eingang in die Wissenschaft findet, wenn auch noch gegensätzlich diskutiert. Sollte sich hierbei eine Einigung ergeben: Dem Patienten kann's nur helfen, besonders dann, wenn dieser Gedanke auch in allen Krankenhausküchen Eingang hält.

Die wahre Aufgabe von Ballaststoffen

Wir haben schon über Ballaststoffe gesprochen und gesagt, dass sie nicht über die lange Zeit vermutete Wirkung einer verdauungsfördernden Eigenschaft durch stärkere Reizausübung auf den Darm verfügen. Aber sie haben eine andere wichtige Funktion. Ballaststoffe bilden einen Großteil der Nahrung für unsere Darmbakterien. Durch Beschleunigung des Wachstums kommt es natürlich auch zu einer schnelleren Umsetzung der Nahrung, was dann letztendlich die bessere Verdauung bewirkt.

Wer keine herkömmlichen zusätzlichen Ballaststoffe verträgt und trotzdem etwas für seine bessere Verdauung tun möchte: Es gibt sie auch als Laktulose in der Apotheke. Sehr zu empfehlen ist diese bei Darmträgheit und einer stark geschädigten Flora bei Durchfallerkrankungen chronischer Natur sofort, in akuten Fällen nach Abklingen des Durchfalls, in beiden Fällen jedoch unter therapeutischer Begleitung!

Der Wurmfortsatz: »Back-up« unserer Darmflora

Eines sollte jedem klar sein. Unsere Gesundheit ist stark vom Zusammenspiel kleinster Lebewesen abhängig und wie wir mit ihnen umgehen. Manche Bakterien hassen Chemie, andere lieben sie. Die, die sie lieben, sind lebensfeindlich. Denken wir kurz zurück an die unzähligen chemische Zusätze in (Fertig)nahrung oder Medikamenten. Sie bilden demnach eine stetige Gefahr für unsere Darmflora und stören das Gleichgewicht der bakteriellen Gemeinschaft empfindlich. Es ist ein Appell an die Verantwortung der Ärzte, ob oder wann man überhaupt für chemische Präparate zum Stift greift. Bei lebensbedrohlichen Erkrankungen ist es sicherlich keine Frage, aber bei harmlosen oder chronischen sollte man möglichst sanfte Mittel zum Einsatz bringen.

Dann ist da noch der größte Feind unserer Bakterienflora, das Antibiotikum. Jahrzehntelang bei jedem noch so kleinen Schnupfen über Tage oder gar Wochen verabreicht, kann unsere Bakterienflora so stark reduziert werden, dass der Wurmfortsatz unseres Blinddarms zum Einsatz kommen muss. Ja, auch hier lesen Sie richtig. Diese kleinen Zotten, die unterhalb des Blinddarms angebracht sind, haben tatsächlich eine nicht zu unterschätzende Aufgabe. Bei einer vollkommenen Reduktion unserer Bakterienflora, wie eben durch Antibiotika, aber auch nach einer schweren Durchfallerkrankung kommt der große Auftritt unseres »Appendix«, wie er fachsprachlich genannt wird. Die Sicherung oder, wenn man so will, das »Back-up« unserer Darmflora liegt in seinem Aufgabenbereich, in dem die genaue Zusammensetzung der Bakterienstämme für den Fall eines GAUs, des *größten* *a*nzunehmenden *U*nfalls für das Ökosystem Darm, für einen Wiederaufbau abgespeichert ist. Leider ist man bis zu einer völlig wiederhergestellten Bakterienflora anfällig für Krankheiten aller Art, daher sollten Sie im Zeitraum einer Wiederaufforstung verstärkt

Laktulose zu sich nehmen, etwas mehr als sonst auf sich aufpassen und vielleicht noch ein paar immununterstützende Maßnahmen ergreifen, etwa entsprechende naturheilkundliche Arzneien oder geeignete Nahrungsmittel (Äpfel, Honig, Knoblauch, Zwiebeln) zu sich nehmen.

An dieser Stelle ließen sich Spekulationen über Millionen von unnötigen Operationen anstellen, die aus reinem Übungszweck durchgeführt wurden oder vorsorglich nach dem Motto »Was weg ist, kann keine Entzündung mehr auslösen«. Oder Überlegungen über eine Vielzahl von Nachfolgeerkrankungen, die hätten vermieden werden können, wäre man nicht so eilig mit dem Messer gewesen. Es ist genügend Raum vorhanden, sich einmal Gedanken darüber zu machen, ob es nicht besser wäre, mehr mit als gegen die Natur zu arbeiten. Damit meine ich hier im konkreten Fall die Bakterien, deren lebensfreundliche Hilfe wir uns viel mehr zunutze machen sollten und die man für viele Erkrankungen weitaus effektiver einsetzen könnte. Ich jedenfalls habe die Erfahrung gemacht, dass es wesentlich besser ist, die eigene Abwehr auf diese Weise so zu stärken, dass die meisten Angriffe von außen verpuffen.

Der ganz normale Wahnsinn

Nahrungsergänzungsmittel

Sprechen wir nun einen Themenbereich an, dessen Handhabung in der Macht eines jeden selbst liegt. Ich meine den Wahnsinn mit den Nahrungsergänzungsmitteln, Vitaminpräparaten und Mineralstoffen, die tonnenweise dort geschluckt werden, wo sie am wenigsten vonnöten sind: nämlich bei uns in den sogenannten industrialisierten Ländern.

Ganz nebenbei bemerkt: Auch ein Zuviel hiervon stört das bakterielle Gleichgewicht empfindlich und zwingt den Körper zu unabsehbaren Reaktionen, welche die Nieren oder die Leber überlasten. Allergien sind ebenfalls nicht selten eine Folge von deren Konsum, selbst wenn die Hersteller alles daransetzen mögen, Informationen über gesundheitsschädigende Nebenwirkungen ihrer Präparate möglichst zu verschweigen. Und beherzigen Sie bei allem, was Sie dennoch diesbezüglich zu sich zu nehmen gedenken, stets die Regel »Die Dosis macht das Gift«, wobei natürlich auch viele kleine Portionen kumuliert eine recht große Menge ergeben.

Wie oft habe ich von Patienten zu Beginn der Konsultation gehört, dass »alles ausprobiert« worden sei und nichts, jedenfalls nicht auf Dauer, geholfen habe! Einerseits ist dieses Vorgehen verständlich, wenn man sich auf alles Heilungsversprechende stürzt, andererseits führt das laienhafte Herumexperimentieren immer mehr in eine Orientierungslosigkeit hinein, was den Zugang zu einer vernünftigen Therapie erschwert, ja, manchmal sogar unmöglich machen kann.

Eines Tages erhielt ich einen Anruf: »Machen Sie auch Hausbesuche?«, fragte mich eine Männerstimme. »Natürlich«, antwortete ich. »Worum geht es denn?« – »Meine Schwester hat Probleme.« – »Welcher Art?« – »Das möchte ich Ihnen nicht am Telefon erzählen. Könnten Sie bitte vorbeikommen?«
Ich wusste nicht, um was und worum es ging, das machte die Sache ein wenig spannend. Also beschloss ich, es mir näher anzuschauen. Ich fuhr nach Beendigung der Sprechstunde zu der angegebenen Adresse ein paar Kilometer außerhalb der Stadt. Das Haus stand allein, und die Fensterläden waren trotz Tageslicht geschlossen. Nachdem ich geklingelt hatte, musste ich eine Weile warten, bis mir schließlich ein Mann öffnete und mich hereinbat. Er gab sich als Bruder der Patientin zu erkennen und entschuldigte sich wegen der Dunkelheit, da sie kein Licht vertrage.
Er führte mich in ein Zimmer, das ebenso abgedunkelt war, und ich konnte in der Mitte die Silhouette eines Menschen auf einem Bett erkennen, die wohl die Frau darstellte. Ich bat um etwas Licht, und er kam mit einer Lampe, die er in der Ecke anbrachte. Was ich da zu sehen bekam, entsetzte mich. Vor mir lag ein Häufchen Elend aus Haut und Knochen. Das Sprechen fiel der Frau schwer, sonst schien sie kaum noch zu einer Regung fähig zu sein. Ich überprüfte Puls und Blutdruck, die zwar beide sehr schwach, aber noch in Ordnung waren. Ihr Körper war übersät von krustigen Ekzemen. Es war nicht schwer, zu erkennen, dass sie alle untrüglichen Zeichen einer Neurodermitis aufwies.
Als ich mich seitlich zu ihrem Kopf hin bewegte, trat ich auf etwas und bückte mich, um es aufzuheben. Dabei bemerkte ich, dass das nicht das Einzige war, was da herumlag. Ich holte die Lampe, leuchtete auf den Boden und unter das Bett. Hunderte von Schachteln brachte der Lichtkegel zum Vorschein.
Ich suchte mir einige davon aus und begann zu lesen: Nahrungs-

ergänzungsmittel, Vitaminpräparate und Mineralstoffe, manche mit äußerst fragwürdigen Zusammensetzungen, einige sogar als sehr gefährlich einzustufen. Amygdalin (Laetril, auch als »Vitamin B_{17}« bezeichnet) enthält giftige Blausäure (Cyanide), ist in Deutschland verboten, und selbst beim besten Willen konnte ich keinerlei Verbindung zwischen den Präparaten und dem Krankheitsbild dieser Patientin herstellen. Außerdem hatte sie noch massenweise hochkonzentrierte Vitamin-A- und -C-Präparate: Deren Einnahme ist einer der größten Fehler, die man bei Neurodermitis und allergischen Begleiterkrankungen machen kann. Die meisten Packungen waren leer, wenige noch halb voll. Die Frau war besser ausgerüstet als jede Apotheke. Als ich fragend zu dem Mann blickte, antwortete er mir: »Zurzeit nimmt sie nichts.« – »Das würde mich auch wundern bei ihrem Zustand. Seit wann …?« Ich deutete auf die unübersehbare Anzahl der Präparate auf dem Boden. Etwas nachdenklich antwortete er: »So genau weiß ich das nicht. Sie sprach mal von irgendjemandem, der sich um sie kümmern würde und sie versorgt. Sie hat schon seit vielen Jahren kein Vertrauen mehr zu den Ärzten, da sich ihre Allergien immer mehr verstärkten. In den letzten Monaten konnte sie auch kein Sonnenlicht mehr vertragen. Daher die Dunkelheit. Viel mehr weiß ich auch nicht. Sie ließ ja seit Monaten außer ihrem Heiler niemanden mehr zu sich.« – »Ihrem ›Heiler‹?« – »Ja, so nannte sie ihn einmal am Telefon. Ich begegnete ihm gestern hier vor der Tür. Komischer Typ. Was mich verwunderte, er hatte einen Schlüssel für das Haus und ließ mich nicht mit hinein. Irgendetwas kam mir komisch vor. Heute in der Früh bin ich dann durch das Fenster da geklettert. Als ich Kati hier so liegen sah …, habe ich Ihre Nummer, die ich vor ein paar Tagen in einem Zeitungsartikel von Ihnen fand, angerufen. Sonst weiß ich auch nicht mehr.« Nach einer kurzen Pause fuhr er fort: »Können Sie meiner Schwester helfen?« Ich ahnte, worauf

Kati sich eingelassen hatte und was für ein Drama sich hier abgespielt haben musste; und ich wusste, was zu tun war.
Nach zehn Minuten stand der Notarzt vor der Tür. Ich erklärte ihm die Situation, und dann fuhren sie mit Kati und ihrem Bruder davon.

Über den Einsatz von Nahrungsergänzungsmitteln, Vitaminpräparaten und Mineralstoffen entscheidet besser ein verantwortungsvoller Arzt beziehungsweise Heilpraktiker. Verantwortungsvoll deswegen, da diese Stoffe nur nach vorhergehender Blutuntersuchung verabreicht werden sollten. Als unkontrollierte Dauertherapie schaden sie mehr, als dass sie nutzen. Das gilt auch für alle anderen vermeintlich harmlosen Präparate, deren anfangs positive Placebowirkungen nach einiger Zeit nachlassen werden. Es sei denn, Sie sind zufällig auf eines der 11 Prozent Nahrungsergänzungsmittel gestoßen, die nach Aussage des Instituts für Biochemie an der Deutschen Sporthochschule in Köln mit Anabolika versetzt wurden, ohne dass dies auf der Packung angegeben wurde. Es handele sich aber wahrscheinlich um Verunreinigungen, die keinen Dopingeffekt hätten, jedoch unabsichtlich zu positiven Dopingbefunden führen könnten. Wenn ich das richtig verstehe: positive Dopingbefunde im Blut, aber keine Dopingwirkung? Hä?
Und woher kommen diese Verunreinigungen eigentlich? Abfüllung? Oder ... Spielen wir den Gedanken lieber nicht zu Ende, sonst kämen wir vielleicht noch auf die Wahrheit.
Aber das Problem ist für einen großen Teil mittlerweile eh gelöst; denn seit Beginn des Jahres 2010 dürfen nur noch bestimmte Einzelwirkstoffe mit auf dem »Codex Alimentarius« basierenden Einschränkungen in den Handel gebracht werden. Zumindest ein Teilerfolg gegen die Auswüchse, die der Vertrieb dieser »Präparate« verursacht.

Als »Massenmord an der Menschheit« bezeichnen die Befürworter von Nahrungsergänzungsmitteln diese in ihren Augen kriminelle Einschränkung seitens des Gesetzgebers. Nun – die Menschheit ist bis vor relativ kurzer Zeit sehr gut ohne jene Mittelchen ausgekommen, und ich bin wirklich gespannt, ob wir uns alle noch am Ende dieses Jahres des Lebens erfreuen können. Aber ich glaube, wir haben gute Chancen, vor allem dann, wenn wir diese Mittelchen gar nicht erst nehmen.

Schweinshaxe vs. Müsli

Nahrungsergänzungsmittel sind die eine Sache, aber Ihre Einstellung zu dem, was Sie und wie Sie es tun, ist eine ganz andere, nämlich die entscheidende. Ihre Art, sich zu ernähren, ist dann gut, wenn Sie sie für sich als gut empfinden, sich leistungsfähig und wohl dabei fühlen und nicht den Eindruck haben, es würde Ihnen etwas dabei dauerhaft fehlen. Eine Schweinshaxe voller Genuss gegessen, wird Ihnen Ihr Körper eher verzeihen als einen Salatteller oder ein Müsli unter dem Gesichtspunkt: »Ich tu etwas für meine Gesundheit«, obwohl es so gar nicht Ihre Welt ist.
Ich möchte jetzt natürlich nicht den Eindruck erwecken, dass Schweinshaxen einen größeren Beitrag zur Volksgesundheit leisten, als allmorgendliche Müslis das tun. Bedenkt man aber, wie viele Menschen sich mit einer oft darmunfreundlichen Modekost zwangsernähren, es dabei aber noch nicht einmal mehr schaffen, ihren Mitmenschen ein freundliches Lächeln zu schenken, dann drängt sich einem unweigerlich die Frage auf, was besser ist: eine Schweinshaxe in guter Gesellschaft, wenn einem danach ist, oder ein Müsli mit griesgrämigem Gesicht und Widerwillen gegessen.

Ein langsames Herantasten an das, was einem bekommt und was nicht, ist der Schlüssel für Ihre Ernährung. Es muss Ihnen schmecken, es muss Ihnen guttun und Sie leistungsfähig erhalten. All das schließt sich keinesfalls gegenseitig aus. Es kommt nur darauf an, wie Sie es sehen.

Eine Ausnahme gibt es aber doch: Sie befinden sich in einer Therapie, und Ihr Therapeut hat triftige Gründe, Ihnen eine Ernährungsumstellung zu verordnen. Dann kann es schon einmal passieren, dass Ihnen etwas nicht so schmeckt, wie Sie es gern hätten, aber das dient ja einem höheren Zweck, oder?

In den achtziger Jahren habe ich meinen Patienten einen von meinem Vorgänger H. D. Schwedler und mir weiterentwickelten Ernährungsplan auf der Basis des Semivegetarismus (mit wenig tierischem Eiweiß) vorgeschlagen, kombiniert mit etwas gelockerten Regeln der Vollwertkost, durchzuführen für etwa ein Jahr. In dieser Kost waren alle lebenswichtigen Bestandteile enthalten, sie machte Nahrungsergänzungsmittel völlig unnötig. Danach konnte man sich unter Berücksichtigung von ein paar Schwerpunkten wieder in eine individuelle Ernährung hineinfinden.

Für einige Patienten war die Latte zu hoch gelegt. Ernährungsfehler waren die logische Folge. Ich begann die Richtlinien zu lockern und erwartete den Effekt eines Erfolgseinbruchs, den ich mit verstärktem Einsatz auf der therapeutischen Ebene abzufangen gedachte. Sämtliche schriftlich vorgefertigten Ernährungspläne waren tabu, die Patienten sollten vielmehr eigenverantwortlich mit etwas Unterstützung meinerseits ihre Richtmaße herausfinden. So konnten sie selbst ihre Lehren aus ihren Fehlern ziehen, starre Regeln auflösen und die Ernährung flexibler gestalten, ohne das Gefühl zu haben, dass sie auf etwas verzichten müssen. Die vorherige »Diät« verlor dadurch ihre Schrecken, und die häufig auftretenden Schuldgefühle durch heimliches »Sündigen«

verschwanden von heute auf morgen. Der positive psychische Effekt füllte somit den Nachteil einer gelockerten Ernährungsrichtlinie mehr aus als gedacht.

Hier sollte man aber nicht auf den Gedanken verfallen, eine reine Spaßgesellschaft ersetze eine gesunde Ernährung. Denn beginnen »teuflische Einflüsse« überhandzunehmen, bringen sie das innere »göttliche Gleichgewicht« schon öfter mal ins Wanken (siehe Kasten).

Am Anfang ...

... da bedeckte Gott die Erde mit Brokkoli, Blumenkohl und Spinat, grünen, gelben und roten Gemüsesorten aller Art, damit Frau und Mann lange und gesund leben konnten.

Dann aber erschuf Satan die Lebensmittelindustrie, und er fragte mit list'gem Blick: »Noch ein paar heiße Kirschen zum Eis?«, der Mann antwortete: »Gerne«, während die Frau hinzufügte: »Mir noch bitte eine heiße Waffel mit Sahne.«

So geschah es, dass jeder der beiden flugs 5 Kilo mehr Speck um Hüfte und Bauch trug.

Und Gott schuf den Joghurt, um der Frau jene Figur zurückzubringen, die der Mann so liebte ... Satan aber erfand die Backmischungen, die Zusatzstoffe und die künstlichen Aromen, formte daraus eine Torte und setzte sie nur kurz dem höllischen Feuer aus, worauf sich die Konfektionsgröße der Frau allmählich von 38 auf 46 verschob, während der Mann sich genüsslich über seine Bauchschwarten strich.

»Versucht doch einmal meinen frischen Gartensalat.« Gott lächelte, als er den beiden die Schüssel auf den Tisch stellte. Aber Satan wartete schon auf die Gelegenheit, ihnen heimlich das

Sahnedressing und die Knoblauchcroûtons unterzumischen. Und die zwei öffneten ihre Gürtel um ein weiteres Loch.

Gott aber verkündete: »Hier habt ihr frisches Olivenöl, in dem ihr euer Gemüse garen könnt, und Kräuter aus meinem Garten, damit euch kein Mangel entstehe.« – »Mangel?« Satan rieb sich das Kinn: »Dem kann abgeholfen werden.« So kreierte er Kalbsbries, Sandelholzlachs, Hummerstückchen und Garnelen, dunkle Saucen, Schweinshaxen, auserwählte Wurstwaren, Pralinen und andere Leckereien, damit der Mensch keinen Mangel leide.

Und die Harnwerte wurden sauer.

Daraufhin schuf Gott die Kartoffel, basisch, arm an Fett und reich an wertvollen Nährstoffen, um die Säure aus dem Körper zu vertreiben.

Doch Satan entfernte die gesunde Schale, zerschnitt das Innere zu hauchdünnen Scheiben und briet das Ganze in einem See tierischen Fetts, bevor er es mit Geschmacksverstärkern, Salz und Paprikapulver überhäufte. Übergröße wurde Standard.

Also brachte Gott seinen Kindern Laufschuhe vorbei, auf dass sie Sport treiben könnten und so ein paar Pfund verlören.

Aber Satan schuf das Fernsehen und die Fernbedienung, damit man keine Gedanken an Bewegung mehr verschwenden musste, und der Raum schallte wider von zerberstenden Kartoffelchips.

Während Gott sich mit beiden Händen die Ohren zuhielt, zermarterte er sich sein Gehirn, wie seinen Schäfchen noch zu helfen wäre. »Nun gut«, dachte er bei sich. »Probieren wir's damit. Eigentlich nicht mein Fall, aber einen Versuch soll's wert sein.« So erschuf er mageres Fleisch, und als der Teufel sah, mit welcher Begierde die Menschlein hinter dem Fleisch her waren, erfand er Burgerketten und den Cheeseburger für 99 Cent.

Dann erinnerte er sich der Kartoffel, mit der man noch andere Dinge ausprobieren sollte als nur Chips. Flugs war sie in Streifen geschnitten und wieder in den See immer noch heißen tierischen Fetts getaucht. Die Menschlein kamen alle neugierig um die Ecke, wie immer, wenn es etwas Neues gab. Der Teufel blickte um sich: »Pommes? Will jemand eine extragroße Portion Pommes mit Majo und Ketchup?« Bevor die Menschlein auch nur »Papp« sagen konnten, standen Fritten, Cheese- und Doppelhamburger schon vor ihnen. »So schnell?« Die Menschlein waren begeistert.

Während ihnen die Mayonnaise und der Ketchup das Kinn herunterliefen, konnten sie gerade noch zwischen ihren Zähnen herauspressen: »Das muss ich morgen unbedingt wieder essen.«

Der Teufel lächelte. Immer mehr Menschen bekamen Übergewicht, Blähungen, Verstopfungen und erkrankten am Darm. Gott, der Verzweiflung schon ganz nahe, hatte endlich die richtige Eingebung: Er erfand das Fasten und die Darmsanierung.

(Auch diese Geschichte kursiert in mehreren Versionen im Internet, sie wurde auf die Bedürfnisse dieses Buches hin verändert.)

Fasten

Haben Sie schon einmal richtig gefastet? Ja? Dann wissen Sie, was ich meine: Wenn man mindestens einmal zehn Tage – manche Erfahrene steigern es sogar bis zu einem Monat und mehr – ohne jegliche Nahrung gelebt hat, spürt man eine Veränderung in sich. Mitunter entwickelt sich ein euphorisches Stakkato von Gefühlen, manchmal überwiegt zunehmend Ruhe, Besonnenheit, Klarsicht. Jeder erlebt es anders, aber allen gemein ist, dass man am Ende der Fastenzeit nicht mehr derselbe ist wie zuvor. Es entsteht das Gefühl, ehemals verschüttete Kräfte sind jetzt wieder freigesetzt worden, um wirken zu können.

»Urlaub« für die Organe?

Erinnern wir uns kurz des Darmhirns und der Darmflora. Jahre, wenn nicht sogar Jahrzehnte haben sie Akkordarbeit ohne Pause geleistet. An eine eigene Regeneration war überhaupt nicht zu denken. Mit fortlaufender Zeit hat sich immer mehr angehäuft, was in der Vergangenheit nicht bewältigt werden konnte: Stoffe, die im zwischenzellulären Bereich des Bindegewebes, der Organe, in Gelenken, Muskeln, Knochen und auch meistens irgendwo im Kopf »vorläufig endgelagert« wurden, wenn sich keine bessere Lösung ergab. Von dort aus stehen uns die unterschiedlichsten Beschwerden ins Haus, wenn ... ja, wenn uns nicht noch Möglichkeiten zur Verfügung stünden, aus dem fatalen End- ein Zwischenlager zu machen.

Die, wie ich meine, für diesen Zweck direkteste Methode ist das

Fasten: endlich einmal Urlaub für Darmhirn, -bakterien und alle Organe. Aber die Ferien bedeuten keineswegs ein Nichtstun. Da sind ja noch die gesammelten alten Sünden, von denen wir erlöst werden müssen: Es geht also um den Abtransport und die Entsorgung der Gifte. Bevor sie unseren Körper verlassen, kreisen sie erst einmal durch den Blutkreislauf und erzeugen in unserem Organismus typische Zeichen einer Vergiftung wie Kopfschmerzen, Übelkeit, Erbrechen, Schwindel und Durchfall. Um während einer solchen »Fastenkrise« die Gifte verstärkt über die Nieren ausscheiden zu können, ist es daher besonders wichtig, so viel wie möglich zu trinken. Weitere potenzielle Begleiterscheinungen aufgrund der Absenkung des Blutzuckerspiegels sind Unruhe, Konzentrationsschwierigkeiten, Müdigkeit und Sehstörungen.

Positive Effekte zählen in den ersten Tagen eher zu den selteneren Phänomenen. Ein paar Tage braucht der Blutdruck, dann sinkt er nach unten – für Hypertoniker wünschenswert, für Hypotoniker hingegen etwas, was es über den gesamten Zeitraum hin zu beachten gilt. Der auftretende Schwindel lässt sich regulieren, indem man sich kurz hinlegt, notfalls auf den Boden, und die Beine nach oben hält. Ein paar Salzstangen können einen ähnlichen Effekt erzielen. In dieser Phase sollten die Betroffenen vor allem Vorsicht im Straßenverkehr walten lassen. Generell, besonders aber bei Unerfahrenheit, Kreislaufproblemen oder schweren Erkrankungen ist es ratsam, sich einem erfahrenen (Fasten)arzt oder Heilpraktiker anzuvertrauen. Scheint eine Rundumbetreuung sicherer, sollte man sich in eine Fastenklinik begeben.

Die anfangs auftretenden Nebeneffekte der Körperreinigung durch Fasten sind also selten angenehm, halten aber nur so lange an, bis die Gifte aus dem Körper ausgeschieden worden sind. Das ist je nach Fall unterschiedlich: Manchmal braucht es ein bis zwei Tage, zuweilen vier oder fünf, in seltenen Fällen mehr.

Danach beginnt die angenehme Zeit. Die Patienten beschrieben es mit euphorischen Worten wie »Endlich kann ich wieder klar denken«, »Eine zentnerschwere Last ist von meinem Körper gefallen«, »Das erste Mal so richtig ausgekotzt und ausge ...«, »Gewöhnungsbedürftig, aber befreiend« oder »Ich fühle mich wie neugeboren«.

Wie gesagt, jeder durchlebt eine Fastenkur anders, aber allen Fastenden ist gemein, dass sie am Ende das Gefühl haben, sich auf die Schulter klopfen zu können. Fasten macht auch glücklich, wer es schon einmal zwei Wochen oder länger getan hat, kennt dieses Hochgefühl, von dem ich spreche. Nicht zuletzt deswegen, weil sich die entsprechenden Hormone während dieser Zeit nicht für die Darmbewegung und den Weitertransport der Nahrung aufopfern müssen, sondern »nur für uns« da sind, um uns einmal wieder das so selten gewordene Gefühl des Glücks vor Augen zu halten.

Fasten kann auch als ein Maßstab für Probleme gesehen werden. Es darf nicht verschwiegen werden, dass, je stärker die körperlich-seelisch-geistige Giftstoffbelastung ist, desto intensiver die Fastenkrise ausfällt. Im Klartext heißt das: Während der Fastenzeit büßt man Sünden aus der Vergangenheit richtig ab, sofern der »Schlendrian« bis dahin Wegbegleiter unseres Lebens gewesen ist.

Wenn also jemand behauptet, er sei vollkommen gesund, lässt sich das am leichtesten feststellen, indem er die Probe aufs Exempel macht. Auf zum Fasten! Möglichkeiten, mitzumachen, gibt es in Ihrer Umgebung sicherlich genug. Niemand, der gesund ist, braucht vorm Fasten Angst zu haben, er kann nur noch gesünder werden; und wer sich krank fühlt oder es ist, dem tut's sowieso gut, seine Gifte einmal so richtig loszuwerden. Unter »krank fühlen« verstehe ich das Selbstempfinden der Menschen, die für die

Apparate der modernen Medizin als gesund gelten, es aber nicht mehr sind. Der Großteil findet sich mit solchen oder ähnlichen Worten in den Wartezimmern von Naturheilpraxen ein: »Ich fühle mich krank, und keiner weiß, warum.«

Fasten bedeutet mehr als jede andere Therapie freiwilligen Verzicht. Dazu sind in der heutigen Zeit leider nur noch sehr wenige bereit. Viele Menschen futtern, als ginge es jedes Mal um ihre Henkersmahlzeit. Und irgendwann einmal wird das Essen genau dies für sie sein, nämlich ab 30 Kilo aufwärts. Übergewicht, wohlgemeint. Aber das Fasten hat einen ganz anderen Hintergrund, als lediglich einer Gewichtsreduzierung zu dienen. Diejenigen, die Fasten bereits für sich entdeckt haben, erfahren jedes Mal aufs Neue, dass viel mehr dahintersteckt, als die landläufige Bedeutung des Worts »Fasten« auszusagen vermag. Freiwillig nichts zu essen bedeutet keineswegs, zu verhungern, sondern wie gesagt einen Urlaub für die Organe, Selbstregeneration und nicht zuletzt auch geistig-emotionale Selbstfindung. Man kann die Zeit des Fastens auch als Phase des Aufräumens verstehen: innerlichen und äußerlichen Müll beseitigen. Alte Zöpfe abschneiden und einfach einmal sein Leben überdenken. Was läuft gut und was sollte man vielleicht noch verbessern? Es gibt immer etwas, was man optimieren könnte. Man muss nur für sich selbst ein offenes Ohr haben und vor allem auch lernen, seine Einsichten zu befolgen. Fasten ist die Zeit des inneren Jakobswegs.
Zahlreiche Patienten berichteten über eine Neuorientierung, die sie so nicht für möglich gehalten hätten. Ich kann mich dem nach eigener Erfahrung nur anschließen. Viele Probleme lösten sich auf oder wurden aus einem vollkommen anderen Blickwinkel betrachtet. Das Wichtigste aber ist, dass der Erfolg, den man am Ende des Fastens erreicht hat, sich nur dann halten wird, wenn man bereit ist, konsequent weiter daran zu arbeiten. Die

Zeit danach, der vorsichtige Aufbau der Ernährung, die Chance der bewussten Neuorientierung der Sinne, an vorderster Front des Geschmackssinns, das Verändern verstaubter Verhaltensmuster und Gewohnheiten: All das entscheidet über dauerhaften Erfolg oder Misserfolg. Fällt man von heute auf morgen wieder in alte Verhaltensmuster zurück, war die »Fastenkur« bestenfalls umsonst. Erinnern wir uns an den Patienten mit der zu schnellen Ernährungsumstellung und dem Darmverschluss. Genau das könnte auch jederzeit bei unvernünftigem Fastenbrechen passieren.

Der beste Zeitraum

Fasten kann man grundsätzlich zu jeder Jahreszeit. Dennoch ergeben sich auch hier gewisse Unterschiede, die sich in den jeweiligen persönlichen Vorlieben für Umgebungstemperaturen begründen lassen. Für den wesentlich häufiger vorkommenden »Südtyp«, der sich am wohlsten in den wärmeren Gegenden fühlt, ist der Frühling oder der Frühsommer optimal, während der »Nordtyp« erst bei Kälte so richtig zu seiner Form findet. Vor allem viele ältere Menschen frieren schnell und leicht, daher ist für sie ein warmer Zeitraum besser und weniger belastend als umgekehrt. (Im Falle einer dringenden Rundumsanierung des Darms hat sich statt des Vollfastens vor allem die Reisschleimkur bei kälteempfindlichen Patienten als vorteilhafter herausgestellt [siehe den Abschnitt »Reis« im letzten Kapitel].) Eher ungünstig für alle wirken sich dagegen Hochsommer oder tiefster Winter aus.

Das religiöse Fasten bewegt sich in einem für viele Menschen günstigen Zeitraum. Manch einer schwört darauf, den Beginn des Fastens auf die Zeit der abnehmenden Mondphase, also direkt nach Vollmond zu legen. Mit Sicherheit aber ist es für jede

Neuorientierung begünstigend, ein paar Tage vorher bewusst mit einer inneren Vorbereitung, einem langsamen »Sich-darauf-Einstellen« zu beginnen. Meditation oder autogenes Training wirken sehr unterstützend während dieser Zeit. Aber auch sanfte Musik hat einen für viele so wichtigen, entspannenden Effekt.
Unter gewissen Voraussetzungen ist es kein Problem, den gewohnten Tagesablauf beizubehalten. Übermäßige körperliche Belastungen jeder Art sollten vermieden werden. Ebenso sollten Fernsehen, Surfen im Internet, Computerspiele und Zeitunglesen von Spaziergängen, entspannender Musik, kreativen Tätigkeiten oder einfach mal wieder dem Lesen eines guten Buchs abgelöst werden. Ruhe ist angesagt – Balsam für Ihre Seele. Wer weiß, vielleicht findet so mancher nach anfänglichen Entzugserscheinungen Gefallen an den veränderten Gewohnheiten; dabei kommt es oft vor, dass sich das Verhältnis von Eigenaktivitäten und Fremdbestimmung wieder auf ein vernünftiges Maß einpendelt.

Im Durchschnitt hat der Mensch für etwa ein bis drei Tage überschüssige Energiereserven in der Leber, aber für etwa sieben Wochen Energiereserven in den Fettdepots, die je nach Körpervolumen stark nach oben oder unten variieren. Da die eigentliche Entgiftung erst langsam anläuft und ein paar Tage benötigt, bis sie voll in Gang kommt, sollte, um überhaupt eine Wirkung erzielen zu können, die Zeit einer Fastenkur zehn Tage nicht unterschreiten.
Fastet man das erste Mal, sollte man die voraussichtliche Fastendauer nur in Absprache mit einem Therapeuten festlegen, da zu viele persönliche Faktoren einzubeziehen sind.
Nur ein guter Begleiter weiß genau, worauf es ankommt, was im Bereich des Normalen liegt und worauf man achten muss. Dann heißt es nur noch: Augen auf und durch.

Fasten vs. Diäten

Immer wieder, wenn das Gespräch in fröhlicher Runde aufs Fasten kam, musste ich hören, wie wohltuend solch eine Kur sein kann. Überrascht war ich dann allerdings über die verschiedenen Formen des Fastens wie »eine Woche lang Grießbrei mit Obst«, »dampfgegartes Gemüse«, »jeden Mittwoch ein Tag Obstfasten« oder als absolute Krönung: » Ich faste immer freitags, indem ich kein Fleisch esse, sondern nur Fisch.«

»Richtiges« Fasten bedeutet 24 Stunden am Tag generell nichts, aber auch gar nichts zu essen, sondern nur viel zu trinken. Ganz eng gesehen: nur Kräutertees und/oder Wasser. Etwas gelockerter mit frischgepressten Gemüse- oder Obstsäften und sehr viel lockerer als Kultfasten in manchen Klöstern mit Bier oder in Oberstaufen mit Wein. Alles andere fällt unter den wohlgemeinten, aber meist unsinnigen Aspekt einer Diät, die den Nachteil hat, dass man nach ihrer Beendigung wieder genauso weitermacht wie zuvor.

Spätestens jetzt wird vermutlich denjenigen der Kragen platzen, die jahraus, jahrein regelmäßig ihre geliebte Abspeckur mitgemacht haben und sich – na ja, meistens – dabei wohl fühlten, manche inklusive Jo-Jo-Effekt. Kohlenhydratreduzierte Energiediäten. Oder waren es energiereduzierte Kohlenhydratdiäten? Vielleicht von allem etwas? Nun – auf jeden Fall nur Sherry mit Käse, Grapefruits oder nur Weintrauben, nur Quark, nur Eier oder, oder, oder ... »Und ich hab mich dabei so wohl gefühlt ...!«

Doch eine Diät, oder sagen wir lieber eine Ernährungsumstellung, hat nur dann einen Sinn, wenn man sie über einen langen Zeitraum durchführen kann und sich dabei auch über Jahre hinweg gut fühlt. Dummerweise bewirken aber, einen einigermaßen leistungsfähigen Darm vorausgesetzt, fast alle Umstellungen erst

einmal ein besseres Gefühl oder Empfinden. Der Körper lässt sich genauso wie der Geist betrügen. Der wirtschaftliche Erfolg von Stoßtherapien mit Vitaminen, Mineralien und sonstigen Nahrungsergänzungsmitteln baut auf diesem Wirkprinzip auf.
Ein in unseren Breiten gravierender Mangel an Vitalstoffen lässt sich höchstens auf krankhafte Essstörungen, Operationen, Fehlernährungen oder schwere Durchfallerkrankungen zurückführen. Auch eine starke Verringerung der Darmflora aufgrund einer längeren Antibiotikabehandlung kann einen Vitaminmangel bewirken, da die Darmbakterien einen großen Anteil an der Nutzbarmachung von Vitaminen für wichtige Körperfunktionen haben. Nach spätestens einem halben Jahr, meistens aber schon vorher tritt ein Umkehreffekt auf, der den Betroffenen leider selten an seinem Ernährungsweg, sondern eher an Gott und der Welt zweifeln lässt. Denn hat man sich einmal auf eine Sache eingeschworen, ist es schwer, wieder davon wegzukommen. Wie schon Albert Einstein richtig sagte: »Es ist schwieriger, eine vorgefasste Meinung zu zertrümmern als ein Atom.«

Fasten als Lösungsweg?

Liegt also der Schlüssel für ein gesundes und erfolgreiches Leben im Fasten? Fasten als Lösungsweg? Nun ja, wie wir wissen, entfällt ein Drittel der Gesamtenergie unseres Körpers auf die Tätigkeit des Verdauungstrakts. Dieses Drittel Energie kommt während des Fastens Heilprozessen zugute. Aber selbst wenn wir bis an die Grenzen des Möglichen herangingen, ist Fasten aus verständlichen Gründen keine Lösung auf Dauer und, nebenbei gesagt, auch nicht für jeden geeignet.
Dennoch ist es manchmal notwendig, sich selbst einmal einen Tritt in den Allerwertesten zu geben, um den kleinen Teufelchen

in uns klarzumachen, wo ihr eigentliches zu Hause ist. Und dafür eignet sich wirkliches Fasten über einen begrenzten Zeitraum als ein hervorragendes Hilfsmittel.

Die explodierenden Kosten in unserem Gesundheitswesen lassen berechtigte Zweifel daran aufkommen, ob das alles in naher Zukunft überhaupt noch finanzierbar sein wird. Ist es aus dieser Sicht verständlich, dass die mit Abstand billigste Therapie für viele Leiden, nämlich das regelmäßige Fasten unter sachkundiger Aufsicht, als partielle Lösung dieses Problems so selten angewandt wird? Vielleicht liegt es daran, dass Fasten in unserem Bewusstsein ursprünglich eine religiöse Praxis gewesen ist, die heute als unmodern, wenn nicht gar unglaubhaft empfunden wird. Doch ebenso wie das Ein und Aus des Atmens, wie die Zeiten des Schlafens und Wachseins, bestimmen Essen und Fasten seit jeher unseren Lebensrhythmus. Wenn wir von Mahlzeiten sprechen, umschließt dieses Wort unausgesprochen alle Zeiträume, auch die, die dazwischenliegen. Ursprünglich, als der Mensch noch ein Jäger- und Sammlerleben führte, hingen seine Mahlzeiten vom Jagdglück und vom Finden genießbarer Früchte ab. Dazwischen gab es nichts zu essen. Fastenzeiten waren die natürlichen Pausen zwischen den Essgelegenheiten, und diese Pausen konnten lang sein. Im Zuge der Entwicklung ist der Zufallsrhythmus weitgehend überwunden worden. Die Zeit, in der für jemanden keine Nahrung erreichbar ist, ist heutzutage auf wenige Stunden reduziert. In der Regel gibt's immer was zum Futtern, so dass wir pausenlos essen könnten.

Eine gefährliche Versuchung, denn unser Organismus ist, was das Essen betrifft, evolutionsbedingt nicht auf einen solchen Nonstop-Betrieb eingerichtet. Hier knüpft die Erkenntnis an, dass ein Zuviel an Nahrung auf Dauer unbekömmlich ist, weil der Körper nicht verdauen kann, was das Fassungsvermögen seiner Organe übersteigt. Die Natur hat zwar gegen übermäßige Esslust das Hemmnis des Widerwillens aufgerichtet, aber wie die Erfahrung zeigt, übt es in unserer Zeit des permanenten Überflusses kaum noch lange genug Wirkung auf uns aus. Die Esslust ist oft stärker und verleitet zum Verzehr wohlschmeckender Köstlichkeiten, die der Körper so gar nicht benötigt.

Doch mag auch für manch einen, der sich zu einer Fastenkur entschließt, der Wunsch abzunehmen im Vordergrund stehen, aus gesundheitlicher Sicht stellt Gewichtsverlust eher eine untergeordnete Begleiterscheinung dar. Wichtiger sind die anderen in der Übersicht aufgeführten angenehmen »Nebenwirkungen« des Fastens, die wohl durch keine andere Maßnahme in dieser Form erzielt werden können.

Angenehme »Nebenwirkungen« des Fastens

Allein die folgenden Erfahrungen, die ich im Lauf der Zeit mit meinen Patienten gemacht habe, zeigen, dass Fasten sowohl in psychischer wie auch in körperlicher Hinsicht als unentbehrliches Hilfsmittel bei vielen Therapien herangezogen werden sollte (in den Fällen, in denen es aus verschiedensten Gründen ratsamer war, nicht zu fasten, wurde die Reisschleimkur mit Apfelkompott eingesetzt):

- Die Haut wird reiner, straffer und jünger.
- Schweißausbrüche werden gemindert.
- Gelenkschmerzen flachen ab oder verschwinden ganz.
- Der Bluthochdruck reguliert sich in den meisten Fällen.
- Depressionen bessern sich oder treten gar nicht mehr auf.
- Motivation und Antriebskraft nehmen zu.

- Die Sehkraft wird klarer.
- Der Schlaf ist tiefer, besser, ruhiger.
- Das Zahnfleisch gesundet.
- Die Augen beginnen wieder zu strahlen.
- Das Haar fängt an zu glänzen, Schuppen treten nicht mehr auf.
- Muskeln und Gewebe straffen sich.
- Verschiedenste Schmerzen lassen nach oder verschwinden gänzlich.
- Der Geschmack wird sensibler.
- Kilos purzeln.
- Die Körperhaltung verändert sich in Richtung Normalität.
- Das Darmhirn und die Bakterienflora erhalten Zeit, um sich regenerieren zu können. Dadurch wird
  - mehr Energie für den Körper frei,
  - die Intuition gestärkt,
  - die Abwehr entlastet,
  - jeder Heilungsprozess beschleunigt, und
  - brachliegende Fähigkeiten werden wiederentdeckt.

Colon-Hydro-Therapie und Darmsanierung

Eines Tages sprach mich ein katholischer Geistlicher an und fragte, was ihm die Darmsanierung denn mehr bringen könne als das alljährliche frische Gemüsesaftfasten, das er ganz im Sinne der Tradition vierzig Tage lang ab Aschermittwoch durchführte.
Ich erzählte ihm von den uralten Verkrustungen, die das Aussehen von Teer, Baumrinden und Korkenziehern angenommen hatten, von an Schlangennester erinnernden Schleimansammlungen, die einer normalen Verdauung im Weg standen, aber auch von in der Kindheit Verschlucktem, wie zum Beispiel der blaue Plastikkamm einer Barbiepuppe bewies, der erstmals nach Jahrzehnten im Sichtfenster des Colon-Hydro-Geräts (zur Darmspülung) wieder zum Vorschein kam: alles Schmuckstücke, die mit Sicherheit nicht in unseren Körper gehören und die der Darm auf normalem Weg weder verwerten noch ausscheiden konnte. Störenfriede, die durch Fasten allein nicht zu beseitigen sind, denn dazu braucht es ein aktives Herausarbeiten durch eine Bauchmassage mit viel intuitivem Fingerspitzengefühl und detektivischer Kleinarbeit, in der sowohl den anatomischen Gegebenheiten der Bauchorgane als auch den Schmerzzonen von Dünn- und Dickdarm Rechnung getragen wird.
Der Geistliche verabschiedete sich mit den Worten: »Ich melde mich nächstes Jahr, sobald während des von Bittersalzen und Einläufen begleiteten Fastens nichts mehr hinten rauskommt.«
Bittersalz ist ein salinisches, sehr bitter schmeckendes Abführmittel für die erste Phase des Fastens, um verstärkt Kotreste auszuleiten. Es ist nicht für einen längeren Zeitraum zu empfehlen! Zur Erklärung muss ich hier noch anfügen, dass es normalerwei-

se üblich war, parallel zur Colon-Hydro-Therapie die Ernährung auf Fasten oder Reisschleim herunterzufahren und ebenso mit je nach Fall notwendigen Medikamenten und Begleittherapien aus der Naturheilkunde (Ozontherapie, Akupunktur, Psychotherapie, Osteopathie und Ähnliches) ab dem ersten Tag zu beginnen. Alles andere hatte sich als weniger effektiv erwiesen.

Aber ich hatte mich sehr weit aus dem Fenster gelehnt, da ich zwar theoretisch von dem Gesagten überzeugt war, praktisch aber bis zu diesem Zeitpunkt keinerlei Erfahrung besaß, ob die Colon-Hydro-Therapie nach einem vorherigen intensiven Reinigungsprozess, der das Fasten ja war, überhaupt noch irgendeine Wirkung zeigen würde.

Im darauffolgenden Jahr erreichte mich der angekündigte Anruf, der mich wieder an unser damaliges Gespräch erinnerte. Wir waren gespannt, als der Pater ankam, um die Probe aufs Exempel zu machen. Er hatte schon über vierzehn Tage seiner üblichen Kur hinter sich, und seit etwa drei Tagen kam trotz Einnahme von Bittersalz nur noch klares Wasser aus seinem Darm.

Wenn es noch etwas gab, was nicht in den Darm hineingehörte, meine Frau würde es garantiert hinausbefördern. Im Lauf der Jahre hatten ihre Hände eine eigene Technik entwickelt, die Problemzonen zu erfühlen, nach Form, Größe, Festigkeit und Beweglichkeit zu ertasten, um die optimale Vorgehensweise zur Ausleitung anzuwenden. So machte auch der Pater große Augen, als ab der zweiten Behandlung doch noch einiges zum Vorschein kam, was er nicht erwartet hatte. Nach dem sechsten Mal dann war der Darm gänzlich rein.

Das »Technische« des Colon-Hydro-Geräts wurde bei der NASA entwickelt, um bei Raumflügen eine saubere Entsorgung zu gewährleisten. Ob das Gerät jemals dafür eingesetzt wurde, weiß ich nicht, findige Hersteller in den USA machten allerdings bald

eine Modeerscheinung daraus. Man geht dort heute regelmäßig in »Beauty Center« wie zur Massage oder Fußpflege, um durch solche Darmspülungen einen angeblichen Gewichtsverlust herbeizuführen. Das kann in bestimmten Fällen gefährlich sein und ist nicht vergleichbar mit einer richtig gut durchgeführten Colon-Hydro-Therapie. Wasser und Massage werden eher zufällig eingesetzt, und zehn bis maximal zwanzig Minuten sind ein viel zu geringer Zeitaufwand, um auch nur annähernd an den alten Kot zu gelangen. Meist erreicht man mit einer solchen Spülung gerade mal den frischen Stuhl von heute, den der Darm normalerweise auch ohne Mithilfe ans Tageslicht befördert hätte.
Das Gefühl, etwas für seine Gesundheit zu tun und dabei noch in einem Plauderviertelstündchen die letzten Neuigkeiten zu erfahren, erfüllt eher einen gesellschaftlich-psychologischen Zweck, aber wenn man sich wohl dabei fühlt ... Das bisschen Selbstbetrug, zu glauben, man beziehungsweise frau würde dadurch entgiftet werden, kann – bei gesunden Menschen – unter dem Motto »Wenn's nichts nützen sollte, dann schadet es wenigstens auch nicht« abgehakt werden. Und ein gutes Gefühl ist doch auch was wert, oder?

Mehr als ein Klistier

Einläufe gibt es schon seit langer, langer Zeit. In einem etwa 1500 v. Chr. entstandenen Dokument namens »Papyrus Ebers« sieht man das Bild einer nackten, knienden Frau, die von einem ägyptischen Priesterarzt über ein Schilfrohr Wasser in den After geblasen bekommt. Die heilende Wirkung von einfachen Darmspülungen war also schon dem damaligen Ärztestand bekannt, und alles, was direkt oder indirekt mit dem Darm zu tun hatte, stand in so hohem Ansehen, dass man dem Leibarzt des Pharao die Ehre zuteilwerden ließ, sich »Hüter des Afters« nennen zu dürfen. Ein in der heutigen Zeit sicherlich wenig erstrebenswerter Titel für einen Internisten auf dem Zenit seiner Schaffenskraft. Klistiere sind noch immer eine gute Möglichkeit, den Dickdarm zu entleeren. Da sie aber nicht an das Potenzial einer Colon-Hydro-Anlage mit deren Wasseranwendungen herankommen und auch das begleitende Fasten oder Reisschleim mit Apfelkompott, eine Gesprächstherapie und Bauchmassage, Medikamente und Bauchübungen meist unterbleiben, haben Einläufe mit einer fundierten neuzeitlichen Darmsanierung wenig gemein.

Bauchübungen

Die Bauchübungen sind ein wesentlicher Bestandteil der Darmsanierung. Man kann und sollte sie auch außerhalb einer Therapie anwenden, da sie die Darmmuskulatur stärken und so eine Unterstützung für die Verdauung darstellen. Die Übungen macht man am leichtesten mit nüchternem Magen, zum Beispiel gleich im Bett frühmorgens nach dem Aufwachen fünfzigmal, langsam auf hundertmal steigernd. Generell sind sie auch überall dort durchführbar, wo man Zeit hat, wie zum Beispiel beim Warten auf Bus oder Bahn, am Computer oder vor dem Fernseher: einmal mindestens täglich, besser noch ein zweites oder ein drittes Mal.

Das »Wie« ist ganz einfach zu verstehen: Egal, ob Sie gerade sitzen, liegen oder stehen, konzentrieren Sie sich einfach einmal auf Ihre Bauchatmung und verfolgen Sie den Rhythmus Ihres Ein- und Ausatmens.

Machen Sie bitte dasselbe noch einmal. Diesmal halten Sie allerdings nach dem Ausatmen die Luft an, ziehen Ihren Bauch so weit, wie es geht, unter Anspannung zu den Rippen nach oben, lassen dann locker und strecken den Bauch möglichst weit nach außen, bis zu dem Punkt, wo Sie ihre dickste »Wampe« spüren. Dann wieder, immer noch ausgeatmet, den Bauch nach oben hin einziehen, wieder locker lassen, »Wampe« machen.

Üben Sie das so lange, bis ein fließender Kreislauf entsteht und Sie die Übung zwei- bis dreimal schaffen, ohne dazwischen atmen zu müssen. Dann machen Sie wieder ein oder zwei tiefe Atemzüge und beginnen das Ganze von vorn. Schlanke oder leere Bäuche schaffen die Übung richtig tief fünfmal und mehr, bevor Sie wieder atmen müssen, aber ohne Hektik oder Blauwerden im Gesicht.

Wichtig ist, die Bewegungen bei ausgeatmeter Luft tief und weit auszuführen, damit der gesamte Bauch etwas davon hat.

Außer für frisch an Bauch, Lunge oder Herz Operierte ist es eine Übung für jedermann.

Oft berichtete Nebenwirkungen: Abends hat man warme Füße, morgens wird man besser wach.

Eine Sanierungsmethode sollte sich immer nach Dauer und Schweregrad einer Erkrankung richten. Bei leichten Verdauungsstörungen kann zuweilen, wenn die Ursache erkannt ist, ein Weglassen bestimmter Nahrungsmittel in Verbindung mit einem mild wirkenden Magen-Darm-Tee zum gewünschten Erfolg führen, wogegen schwerere Leiden eine intensivere Behandlung erfordern. Der durchschnittliche Behandlungszeitraum umfasste bei mir drei bis vier Wochen täglicher Anwendungen außer sonntags, inklusive Feiertage.

Zweck und Wirkungsweise

Zweck einer Colon-Hydro-Behandlung muss grundsätzlich sein, ausscheidungsresistente Schlacken in Richtung Ausgang zu befördern, bestehende Fäulnis- oder Gärungsgase des Dünn- und Dickdarms nach außen zu leiten und dem Darm wieder zu seiner normalen Bewegung und Funktion zu verhelfen.

Ähnlich, wie ein Verkehrsstau entsteht, entwickelt sich auch ein Verdauungsstau. Zuerst setzen sich kleinere Teilchen an den Darmwänden fest. Weitere kommen hinzu, und mit der Zeit baut sich ein Stau auf, der das Innenvolumen des Darms stark verkleinern kann. Am empfindlichsten wirkt sich die Verengung in den Biegungen des Dickdarms aus, die ohnehin anatomische Problemzonen darstellen, in denen der Darminhalt sich oftmals ansammelt.

An den beiden Biegungen (je zu 11 Prozent), der sackartigen Ausstülpung des Blinddarms (25 Prozent) und speziell im Bereich des S-förmigen Endabschnitts (50 Prozent) entsteht am häufigsten Dickdarmkrebs. Während an diesen »Hindernissen«, die einen Anteil von etwa 30 Prozent der Gesamtlänge des Dickdarms ausmachen, 97 Prozent der bösartigen Tumoren entstehen, sind auf den drei streckenmäßig viel längeren, aber weniger mit Kot behafteten »Geraden« (aufsteigender, querliegender und absteigender Dickdarm) nur gerade mal 3 Prozent des Krebsaufkommens zu verzeichnen. Liegt da der Schluss nicht nahe, dass ein gereinigter Darm in Verbindung mit stark reduziertem Fettverzehr die Wahrscheinlichkeit, Krebs zu bekommen, erheblich reduzieren würde? (Wir erinnern uns: Zu viel Fett erzeugt zu viel Gallensäuren, die für Darmkrebs mitverantwortlich gemacht werden. Neuseeland war Spitzenreiter beim Fettverzehr und beim Darmkrebs, Japan bei beiden das Schlusslicht, und Deutschland lag nicht weit hinter Neuseeland zurück.)

Die »Schlacken«, von denen uns die Colon-Hydro-Therapie befreit, haben in der Naturheilkunde eine zentrale Bedeutung, die wir ungefähr so umschreiben können: Schlacken sind Stoffwechselendprodukte, deren Verweildauer im Darm ein normales Maß bei weitem überschritten hat. Um diesen Begriff hat sich eine heiße Diskussion entzündet. Pathologen rümpfen die Nase, wenn sie darauf angesprochen werden, denn sie haben beim Aufschneiden ihrer Leichen noch nie so etwas wie »Schlacken« gesehen, sagen sie. Nun, die Schlacken eines Hochofens sind damit auch nicht gemeint, und wahrscheinlich haben sich die wenigsten von ihnen die Mühe gemacht, verborgene Dünn- oder Dickdarminhalte auf ihr Alter hin zu untersuchen. Warum auch?
Aber selbst wenn keinerlei endgültige Einigung über die Schlacken des Darms gelingen sollte, gibt es noch eine andere Form von »Schlacken«. Es sind elektronenmikroskopisch kleinste Teilchen, Überbleibsel von Stoffwechselprozessen, die in unserem Bindegewebe abgelagert wurden. Alle Organe unseres Körpers sind von einer flüssig-gallertartigen Substanz umgeben, in der jede einzelne Zelle, darin eingebettet, sich dieser Substanz als Mülldeponie bedient, einem Zwischenlager für Atommüll vergleichbar, nur eben unendlich viel kleiner. Sobald man dem Körper, wie im Falle des Fastens oder einer Darmsanierung, die Gelegenheit gibt, keine Stoffe mehr einlagern zu müssen, nimmt er dankbar die Gelegenheit zum »Großreinemachen« wahr und beginnt mit dem Abtransport der »Sünden aus der Vergangenheit« über das Blut in den Dünndarm zum Dickdarm bis hin zur Ausscheidung.
Wohlgemerkt – solange wir unseren Körper mit Nahrung überhäufen, ist er gezwungen, die Gifte daraus, aber auch überflüssige Eiweiße oder die aus ihr entstehende Harnsäure, einzulagern (Entstehung von Rheuma und Gicht). Sicher ein weiteres Argument, seinen Nahrungsschwerpunkt auf pflanzliche Kost zu verlegen, da sonst eine zusätzliche Übersäuerung des Organismus stattfindet.

Der Versuch einer gesunden Lebensmittelorientierung

Säure- und basenhaltige Nahrungsmittel

Die Tabelle in diesem Abschnitt zeigt Ihnen die säure- und basenbildenden Eigenschaften einiger wichtiger Nahrungsmittel. Achten Sie bitte einmal auf Ihren Säure- beziehungsweise Basenüberschuss (siehe weiter unten). Unser Blut ist normalerweise leicht basisch (pH-Wert 7,3 bis 7,6). Jede Zufuhr von säurehaltigen Nahrungsmitteln oder Getränken zwingt den Körper, zusätzliche Basenstoffe wie das Kalzium der Knochen bereitzustellen, um die Säure zu neutralisieren. Das geht eine Zeitlang gut, führt aber irgendwann einmal zu Schäden in der Knochensubstanz, die sich dann auch als Osteoporose bemerkbar machen.

Mit Hilfe der Tabelle lässt sich die Auswirkung der Ernährung auf den Säure-Basen-Haushalt beurteilen. Der Zahlenwert in mEq/100 g (Milliäquivalent pro 100 Gramm) gibt an, ob das jeweilige Nahrungsmittel einen basischen (B, negatives Vorzeichen), säuernden (S, positives Vorzeichen) oder neutralen (N) Effekt auf unseren Säure-Basen-Haushalt hat. (Das Milliäquivalent ist eine Maßeinheit zur Angabe einer Stoffmenge, die sich errechnet durch das Verhältnis des Molekulargewichts zur Wertigkeit des vorliegenden Ions.) Je höher der PRAL-Wert (des Lebensmittels) ist, desto niedriger wird unser pH-Wert und umgekehrt.

Übersicht Nahrungsmittel, PRAL

(PRAL = potenzielle renale [die Niere betreffende] Säurebelastung in mEq/100 g)

Getränke

Apfelsaft, ungesüßt	B	−2,2
Bier, dunkel	B	−0,1
Bier, hell	S	0,9
Bier, Pilsener Art	B	−0,2
Cola	S	0,4
Espresso, Aufguss	B	−2,3
Früchtetee, Aufguss	B	−0,3
Gemüsesaft (Tomate, Rote Bete, Möhre)	B	3,6
Grapefruitsaft, ungesüßt	B	−1,0
Grüner Tee, Aufguss	B	−0,3
Kaffee, Aufguss, 5 Minuten	B	−1,4
Kakao, hergestellt aus entrahmter Milch (3,5 %)	B	−0,4
Kräutertee	B	−0,2
Mineralwasser	B	−1,8
Möhrensaft	B	−4,8
Orangensaft, ungesüßt	B	−2,9
Rote-Rüben-Saft	B	−3,9
Rotwein	B	−2,4
Tafelwasser	B	−0,1
Tee, indisch, Aufguss	B	−0,3
Tomatensaft	B	−2,8
Traubensaft	B	−1,0
Weißwein, trocken	B	−1,2
Zitronensaft	B	−2,5

Fette und Öle

Butter	S	0,6
Margarine	B	−0,5
Olivenöl	N	0,0
Sonnenblumenöl	N	0,0

Nüsse

Erdnüsse, unbehandelt	S	8,3
Haselnüsse	B	−2,8
Mandeln	S	4,3
Pistazien	S	8,5
Walnüsse	S	6,8

Fisch und Meeresfrüchte

Aal, geräuchert	S	11,0
Forelle, gedämpft	S	10,8
Garnele	S	18,2
Heilbutt	S	7,8
Hering	S	7,0
Kabeljaufilet	S	7,1
Karpfen	S	7,9
Krabben	S	15,5
Lachs	S	9,4
Matjeshering	S	8,0
Miesmuscheln	S	15,3
Rotbarsch	S	10,0
Sardinen in Öl	S	13,5
Schellfisch	S	6,8
Seezunge	S	7,4
Shrimps	S	7,6
Zander	S	7,1

Obst		
Ananas	B	−2,7
Äpfel	B	−2,2
Aprikosen	B	−4,8
Bananen	B	−5,5
Birnen	B	−2,9
Erdbeeren	B	−2,2
Feigen, getrocknet	B	−18,1
Grapefruit	B	−3,5
Kirschen	B	−3,6
Kiwi	B	−4,1
Mango	B	−3,3
Orangen	B	−2,7
Pfirsiche	B	−2,4
Rosinen	B	−21,0
Schwarze Johannisbeeren	B	−6,5
Wassermelonen	B	−1,9
Weintrauben	B	−3,9
Zitronen	B	−2,6

Getreide und Mehl		
Amaranth (Samen)	S	7,5
Buchweizen (ganzes Korn)	S	3,7
Cornflakes	S	6,0
Dinkel	S	8,8
Gerste (ganzes Korn)	S	5,0
Grünkern, Vollkorn	S	8,8
Haferflocken	S	10,7
Hirse (ganzes Korn)	S	8,6
Mais (ganzes Korn)	S	3,8
Reis, geschält	S	4,6
Reis, geschält, gekocht	S	1,7
Reis, ungeschält	S	12,5
Roggenmehl	S	4,4
Roggenvollkornmehl	S	5,9
Weizenmehl	S	6,9
Weizenvollkornmehl	S	8,2

Teigwaren		
Eiernudeln	S	6,4
Makkaroni	S	6,1
Spaghetti	S	6,5
Spätzle	S	9,4
Vollkornspaghetti	S	7,3

Brot		
Grahambrot	S	7,2
Pumpernickel	S	4,2
Roggenbrot	S	4,1
Roggenknäckebrot	S	3,3
Roggenmischbrot	S	4,0
Vollkornbrot	S	5,3
Weißbrot	S	3,7
Weizenbrot	S	1,8
Weizenmischbrot	S	3,8
Zwieback	S	5,9

Hülsenfrüchte		
Bohnen, grün	B	−3,1
Erbsen	S	1,2
Linsen, grün und braun, getrocknet	S	3,5

Fleisch und Wurstwaren		
Bierschinken	S	8,3
Cervelatwurst	S	8,9
Cornedbeef, in Dosen	S	13,2
Ente (mit Fett und Haut)	S	4,1

Ente			Eiweiß	S	1,1
(reines Muskelfleisch)	S	8,4	Emmentaler		
Fleischwurst	S	7,0	(45 % Fett i. Tr.)	S	21,1
Frankfurter	S	6,7	Frischkäse	S	0,9
Frühstücksfleisch,			Fruchtjoghurt		
in Dosen	S	10,2	aus Vollmilch	S	1,2
Gans			Gouda	S	18,6
(reines Muskelfleisch)	S	13,0	Hartkäse, Durchschnitt		
Hühnerfleisch	S	8,7	von 4 Sorten	S	19,2
Jagdwurst	S	7,2	Hühnerei	S	8,2
Kalbfleisch	S	9,0	Hüttenkäse,		
Kaninchen			Vollfettstufe	S	8,7
(reines Muskelfleisch)	S	19,0	Kefir	N	0
Lammfleisch (mager)	S	7,6	Kondensmilch	S	1,1
Leber (Kalb)	S	14,2	Kuhmilch (1,5 %)	S	0,7
Leber (Rind)	S	15,4	Molke	B	-1,6
Leber (Schwein)	S	15,7	Naturjoghurt		
Leberwurst	S	10,6	aus Vollmilch	S	1,5
Rindfleisch, mager	S	7,8	Parmesan	S	34,2
Rumpsteak,			Quark	S	11,1
mager und fett	S	8,8	Sahne, frisch, sauer	S	1,2
Salami	S	11,6	Schmelzkäse, natur	S	28,7
Schweinefleisch, mager	S	7,9	Vollmilch, pasteurisiert		
Truthahnfleisch	S	9,9	und sterilisiert	S	0,7
Wiener Würstchen	S	7,7	Weichkäse, Vollfettstufe	S	4,3

Milch, Milchprodukte und Eier			*Süßes*		
Butterkäse			Bitterschokolade	S	0,4
(50 % Fett i. Tr.)	S	13,2	Eis, Fruchteis, gemischt	B	-0,6
Buttermilch	S	0,5	Eis, Milcheis, Vanille	S	0,6
Camembert	S	14,6	Honig	B	-0,3
Cheddar, reduzierter			Marmelade	B	-1,5
Fettgehalt	S	26,4	Milchschokolade	S	2,4
Edamer	S	19,4	Nussnugatcreme	B	-1,4
Eigelb	S	23,4	Rohrzucker braun	B	-1,2

Sandkuchen	S	3,7	Radieschen	B	−3,7
Zucker, weiß	N	0,0	Rosenkohl	B	−4,5
			Rucola	B	−7,5

Gemüse

			Sauerkraut	B	−3,0
Auberginen	B	−3,4	Sellerie	B	−5,2
Blumenkohl	B	−4,0	Sojabohnen		
Brokkoli	B	−1,2	(Samen)	B	−3,4
Chicorée	B	−2,0	Sojamilch	B	−0,8
Eisbergsalat	B	−1,6	Spargel	B	−0,4
Essiggurken	B	−1,6	Spinat	B	−14,0
Feldsalat	B	−5,0	Tofu (Sojabohne,		
Fenchel	B	−7,9	gedämpft)	B	−0,8
Grünkohl	B	−7,8	Tomaten	B	−3,1
Gurken	B	−0,8	Zucchini	B	−4,6
Karotten, junge	B	−4,9	Zwiebeln	B	−1,5
Kartoffeln	B	−4,0			
Knoblauch	B	−1,7	*Kräuter und Essig*		
Kohlrabi	B	−5,5	Apfelessig	B	−2,3
Kopfsalat, Durchschnitt			Basilikum	B	−7,3
von 4 Sorten	B	−2,5	Petersilie	B	−12,0
Lauch (Porree)	B	−1,8	Schnittlauch	B	−5,3
Paprikaschoten	B	−1,4	Weinessig,		
Pilze	B	−1,4	Balsamico-Essig	B	−1,6

(Mit freundlicher Genehmigung des Instituts für Prävention und Ernährung, 85737 Ismaning)

Unsere Säure-Basen-Bilanz

Lebende Systeme, zu denen wir ja bekanntermaßen zählen, benötigen für einen optimalen Stoffwechsel einen leicht basischen pH-Wert von 7,36 (pH 7,0 ist neutral, pH 1,0 bis 6,99 sauer, pH 7,01 bis 14,0 basisch [alkalisch]).

Säuren fallen in jedem Organismus an. Kohlensäure wird zum Beispiel als Kohlendioxid ausgeatmet. Andere saure Stoffwechselrückstände werden über die Nieren, die Haut oder den Darm ausgeschieden.

Die Säure-Basen-Bilanz sollte sich um den neutralen Bereich herum bewegen, da sonst an erster Stelle Krankheiten wie Gicht, Weichteilrheumatismus und Gelenkentzündungen zu erwarten sind. Bei jahrelanger stark säurehaltiger Ernährung kann es auch zur Übersäuerung des Muskelgewebes kommen, was sich schädlich auf den Herzmuskel auszuwirken vermag. Aber auch unser Allgemeinbefinden und viele andere chronische Erkrankungen können stark durch das Säure-Basen-Verhältnis in unserem Körper beeinflusst werden.

Testen lässt sich das Ganze frühmorgens nach dem Aufstehen einfach über Urin-pH-Messstäbchen, die man in jeder Apotheke bekommen kann. Bewegt sich der Säuregrad um pH 5 oder darunter, sollte man sofort etwas dagegen unternehmen: Neben der Nahrungsumstellung gemäß der Tabelle sind eine Möglichkeit Basenpulver, ebenso aus der Apotheke zu beziehen, die ohne Probleme so lange genommen werden können, bis der pH-Wert auf 6,5 oder darüber gestiegen ist.

Damit sind keine Säurehemmer der Magensäure, Antacida, gemeint, denn es geht in diesem Falle nicht um die Magensäure, sondern um die Säure-Basen-Belastung der Nieren, das, was unseren Urin sauer oder basisch macht. Wenn man so will, das »verflüssigte« Stoffwechselendprodukt. Daher verwundert es nicht, dass Zitronensaft, der Inbegriff von »sauer« schlechthin, mit einem basischen Wert von −2,5 aufwartet und Cola mit seinem Gehalt an Phosphor-, Kohlensäure und Zucker auch nur lediglich einen Säurewert von 0,4 hat.

Basenpulver sollte allerdings wirklich nur in Problemfällen zum Einsatz kommen. Eleganter und vor allem auf Dauer gesünder ist es, seinen pH-Wert über die Lebensmittel zu regulieren. Die Tabelle sagt natürlich nichts über biologische oder chemische Herkunft aus, auch nichts über vollwertige oder industriell gefertigte Nahrung. Dennoch ist sie mit einer von Zeit zu Zeit durchzuführenden pH-Urinkontrolle ein wichtiges Instrument zur Regulierung von Ernährungsfehlern bewusster oder unbewusster Art.

Vollwerternährung

Unser nächster Schritt ist es, diesen Gedanken mit dem der Vollwerternährung zu verknüpfen. Vollwertige Ernährung bedeutet streng genommen: Man kann alles essen, allerdings mit der kleinen Einschränkung »unverändert«. Sicherlich ist das etwas schwierig bei einem Apfel, so wie er am Baum hängt, Getreide, so wie es auf dem Feld wächst, bei Milch, so wie sie aus dem Euter der Kuh kommt. Denn wer hat schon einen Apfelbaum auf dem Balkon, Getreidehalme im Vorgarten oder eine Kuh in der Garage? Dennoch – das Prädikat »unverändert, ohne Zutaten« läuft dem Ziel einer industriell gefertigten Nahrung direkt zuwider. Um nicht zu viel zu verlangen, sollte man »so weit wie möglich« unverändert und »so weit wie möglich« ohne Zutaten sagen.

Die Übersicht über Vollwert- und denaturierte Lebensmittel (siehe Kasten) vermittelt einen Eindruck davon, welche Nahrungsmittel (nahezu) unverändert und welche verarbeitet und somit eher nicht zu empfehlen sind.

Vollwert- und denaturierte Lebensmittel (Auswahl)

Lebensmittel		
Natürlich	*Mechanisch verändert*	*Fermentativ verändert durch Bakterien, Hefen oder Eigenfermente*
Nüsse, zum Beispiel Wal-, Hasel-, Kokosnüsse, Samen, Ölsaaten Getreide Obst Gemüse Rohmilch Quellwasser Rohes Fleisch, Eier	Geriebene Nüsse, kaltgepresste Öle Frisch gemahlenes Getreide Obstsalat aus frischem Obst Frischkost (Wurzel-, Stengelgemüse u. a., zerkleinert) Rohmilchprodukte, zum Beispiel Butter oder Sahne Frische Obstsäfte, Leitungswasser ohne chemische Zusätze	Ungekochtes, nicht erhitztes Frischkorngericht Gärgemüse, zum Beispiel Sauerkraut Gärmilchprodukte aus Rohmilch, zum Beispiel Käse oder Quark Alkoholische Getränke, zum Beispiel Apfelmost oder Wein Tatar

Nahrungsmittel		
Erhitzt	*Konserviert durch Erhitzung, Trocknung oder Konservierungsstoffe*	*Präpariert durch technische Prozesse, isolierte Nährstoffe oder chemische Substanzen*
Gebäck aus Vollkornmehlen, Vollkornbrot, -kuchen Gekochtes Obst, zum Beispiel Bratäpfel, Apfelkompott Gekochtes Gemüse Erhitzte (pasteurisierte) Milch und Milchprodukte Tee, frische Gemüse Brühe, Getreidekaffee Gegartes Fleisch, gekochte oder gebratene Eier	Dauerbackwaren, zum Beispiel Knäckebrot Fruchtkonserven, zum Beispiel Marmelade, Trockenfrüchte Gemüsekonserven H-Milch, H-Sahne Obst- und Gemüsesäfte aus Konzentrat Fleischkonserven, auch Wurst	Kunstfette, zum Beispiel Margarine, chemisch gewonnene Öle Auszugsmehl und Produkte daraus, zum Beispiel Weißbrot, Gebäck, weiße Nudeln, geschälter Reis Vitaminpillen Aromastoffe, Wuchsstoffe Milchpulver Künstliche Getränke, zum Beispiel Cola oder Alcopops Fleischpräparate, Trockenei, Fleischextrakt

Bei einer Vorliebe für Vollwertkost kommt es dem einen sicherlich entgegen, wenn Erdnüsse als äußerst gesund an vorderer Front stehen. Allergiker würden das vollkommen anders sehen, und im Säure-Basen-Bereich sind Erdnüsse mit einem Säurefaktor von 8,3 auch nicht gerade als Dauernahrung zu empfehlen.

Zucker wäre vom Säure-Basen-Bereich her neutral, für eine Beurteilung aus Sicht der Vollwertkost heraus nähme er allerdings den letzten Platz ein. Für Zucker würde deswegen dasselbe wie für Erdnüsse gelten: nicht als Dauernahrung geeignet.

Hier sind wir an dem entscheidenden Punkt. Ich muss mich mit der »Materie« beschäftigen und dann für mich selbst entscheiden, was ich von meinem Speiseplan streiche, was ich in meine Dauerernährung aufnehme und was ich mir als »Ab-und-zu«-Schmankerl gestatte.

Wir wissen, dass eine Ernährung umso gesünder ist, je mehr sie über vegetarische Anteile verfügt, »normal« wäre ein Verhältnis von 70 zu 30 vegetarisch zu tierisch, sofern die Nahrung die Qualität eines »Lebensheilmittels« beanspruchen soll. Wenn nicht, sollte sie zumindest das Verhältnis 50 zu 50 nicht unterschreiten. In diesem Fall müsste man des Öfteren seinen Urin-pH-Wert testen und, sofern die Säure überwiegt, etwas dagegen tun, indem man sich bei der Lebensmittelauswahl an der obenstehenden Tabelle orientiert.

Aufbaukost

Neben der Sachkenntnis sollte an erster Stelle stets Ihr Gefühl, Ihre Intuition stehen. Über die Ernährung können Sie am besten lernen, was Ihnen guttut und was nicht. Der Rest ist dann verhältnismäßig einfach. Suchen Sie sich beispielsweise das Passende aus den Ratschlägen aus, die ich Ihnen in diesem Buch gebe, und kombinieren Sie das Ganze mit Ihrer Sicht der Dinge, bis Sie eine für sich selbst adäquate Form der Ernährung gefunden haben. Persönliche Vorlieben, vermischt mit Nahrung, die Ihnen reine Lebenskraft geben kann, das sollte Ihr Ziel sein.

Unzweifelhaft hat jede Ernährungsform ihre individuellen Schwachpunkte. Wichtig ist, sie zu erkennen und aus dem Plan zu streichen. Als Kriterium kann Ihnen der Erfahrungswert anderer dienen, aber vor allem auf Ihren eigenen sollten Sie sich verlassen können. Um solche Erfahrungswerte zu sammeln, eignet sich zum Beispiel eine Entgiftungs- oder Fastenkur mit anschließender Aufbaukost.

Kommen wir zur Beschreibung eines Ernährungsmusters also noch mal auf das Fasten zurück. Am Ende einer solchen Kur schließt sich der Aufbau an. Die Dauer sollte mindestens dem Zeitraum der Fasten- oder Reisschleimkur mit Apfelkompott entsprechen (zehn Tage Fasten- oder Reisschleimkur mit Apfelkompott machen z. B. zehn Tage Aufbaukost erforderlich) und kann gestaltet werden, wie in der Übersicht vorgeschlagen.

Beispiel einer Aufbaukost

Im Falle eines anhaltenden Durchfalls reiben Sie bitte täglich Äpfel, lassen Sie sie an der Luft braun werden und essen Sie wenigstens drei Pfund über den Tag verteilt, mindestens drei Tage lang (im Zweifelsfall sollten Sie ärztlichen Rat einholen). Für alle anderen gilt:

- *Erster bis dritter Tag:* Zum Frühstück, mittags und abends essen Sie je einen Apfel. Insbesondere während dieser drei Tage können Sie das Kauen und Genießen neu erlernen!

- *Vierter Tag:* Zum Frühstück gibt es Äpfel, mittags Kartoffeln, gedünstet und mit etwas Salz, abends Kartoffelsuppe mit Küchenkräutern.
- *Fünfter Tag:* Zum Frühstück essen Sie Äpfel, mittags Kartoffeln und Karotten, gedünstet, abends Karottenbrei mit Kümmel und frischer Petersilie.
- *Sechster Tag:* Als Frühstück genießen Sie die obligatorischen Äpfel, mittags gibt's Kartoffeln, Karotten und Brokkoli, gedünstet, abends dasselbe wie mittags, allerdings püriert als Suppe.
- *Siebter Tag:* Und wieder beißen Sie morgens in den nicht unbedingt sauren Apfel, goutieren mittags Kartoffeln, Karotten, Brokkoli und Spinat und abends noch mal das Gleiche wie mittags.

Jeden weiteren Tag des Aufbaus können Sie ein Nahrungsmittel Ihrer Wahl ausprobieren. Lassen Sie eines vom Vortag weg und fügen Sie ein neues hinzu.

Tierisches Eiweiß und Salate sollten Sie in der Phase des Aufbaus meiden.

Durch dieses Vorgehen lernen Sie, festzustellen, was Ihnen bekommt und was nicht. Die Zeit des Aufbaus ist somit für Ihre zukünftige Ernährung die wichtigste Zeit überhaupt!

Sollten Sie lediglich den Zeitraum des Fastens im Auge gehabt haben und keinen Grund sehen, Ihre bisherige Ernährung zu verändern, sind Sie an dem Punkt angelangt, sich vorsichtig wieder in Ihre Essgewohnheiten einzufinden. Da der Darm noch nicht seine Höchstleistung bringen kann, stellen Sie Vollwertkost (inklusive Salaten und Rohkost) vier Wochen hintan.

Sollten Sie nicht auf fettreiche Ernährung verzichten wollen, gilt das Gleiche.

Jetzt kommt der vorläufig letzte Schritt im Plan, der über den Zeitraum von sechs Wochen geht: Diese Kost muss sich nach der Darmverträglichkeit richten. Denn gleich, was Sie selbst für eine Dauerkost anstreben, jeder weitere Erfolg ist vom Zustand Ihres Darms abhängig (wenn wir uns nur noch einmal kurz an die ballaststoffreiche Rohkost erinnern, die im Falle von Darmfunktionsstörungen mehr Schaden anrichten als Nutzen stiften kann …).

Hat man einmal die Entscheidung gefasst, seine Ernährung grundsätzlich zu verändern, sollte man sich, wie wir wissen, sehr vorsichtig von seiner ursprünglichen Richtung in die gewünschte, neue Richtung hinbewegen. Eine langsame Umgewöhnung verhindert Schwierigkeiten, die ansonsten eine vollkommen neue Ernährungsform im einen oder anderen Fall mit sich bringen könnte.

Die Darmbrückenernährung

Die sogenannte Darmbrückenernährung dient dazu, ohne Probleme von der gewohnten, alten »Seite« auf das ungewohnte, neue Terrain der Ernährung zu gelangen. Haben Sie dabei immer das Verhältnis von Säuren und Basen im Blickfeld und orientieren Sie sich in Richtung Vollwerternährung.

Achten Sie während dieses Aufbaus bitte auf Ihre Zielernährungsform, also darauf, wie Sie vorhaben, sich hinterher weiter ernähren zu wollen, zum Beispiel:

- *»Semivegetarier«* können die Stufen so übernehmen, wie sie im Folgenden angegeben sind.

- *Ovo-lakto-vegetabile Kost* (Eier, Milchprodukte, Gemüse und Obst) erfordert das Weglassen von Fleisch, Fisch oder deren Produkten.
- *Ovo-Vegetarier* verzichten auch auf Milch(produkte).
- Eine *rein vegetarische Ernährung* beschränkt sich bekanntermaßen allein auf pflanzliche Nahrungsmittel.

Für andere Ernährungsformen gilt es, deren Schwerpunkte von Anfang an mit einzubauen.

Erste Stufe (eine Woche)

Zum *Frühstück* haben Sie folgende Auswahl: Kräutertees, Kombucha-Teepilz, Roibuschtee, Pu-Erh-Tee, Lapacho (siehe weiter unten). Gemüse- und Obstsäfte, Hafer- oder Reisschleim, Zimt, Honig, frische Küchenkräuter, Obst, Avocado, Magerquark, Joghurt. (Vegetarier und Ovo-Vegetarier lassen die letzten beiden Nahrungsmittel weg. Haysche Trennköstler sollten auf die Auswahl achten und so weiter ...)

Zum *Mittagessen* genießen Sie je nach Jahreszeit Gemüsesuppe »quer durch den Garten«, nach Art von Kartoffelsuppe ohne Mehl zubereitet (vorsichtig Gewürze einsetzen), oder/außerdem Couscous, Maisgrieß, Haferflocken, Hirse, zartes, leichtverdauliches Gemüse, mit etwas Butter oder Olivenöl zubereitet, hin und wieder Huhn, Pute oder gedünstetes Fischfilet, sofern es die Säure-Basen-Bilanz zulässt.

Zum *Abendessen* gibt's Kräutertee mit einem Teelöffel Honig. Falls Sie einen schweren Stuhlgang haben, gönnen Sie sich ein Schälchen selbstgemachtes Apfelkompott, bei Durchfall rate ich Ihnen zu einem mittags geriebenen Schälchen Apfelmus, das bis zum abendlichen Verzehr in Zimmertemperatur eine bräunliche

Farbe bekommen haben sollte. Das sind die zwei Ausnahmen für abendliche »Rohkost«. Treten in der Nacht oder am nächsten Tag irgendwelche bisher nicht bekannte Probleme auf, ist sie natürlich abzusetzen.

Zweite Stufe (zwei Wochen)

Zum *Frühstück* ist die Auswahl an Getränken noch dieselbe, aber statt des Magerquarks ist nun eine Sorte mit höherem Fettgehalt erlaubt. Zusätzlich können ein weichgekochtes Ei und magere reine Geflügelwurst als Abwechslung dienen. Sofern Sie eben wegen Ihres Cholesterinspiegels zusammengezuckt sind, kann ich Ihnen versichern, dass bei dieser Art des Ernährungsaufbaus und Ihrer neuen Ernährungsform Cholesterin kein Thema mehr sein wird.
Das *Mittagessen* kann durch Nudeln oder leicht angebratenes Gemüse, mit Eiern verquirlt, ergänzt werden.
Das *Abendessen* sollte immer noch vom Tee bestimmt werden, den man jetzt durch Knäckebrot, Joghurt und etwas Quark oder einen leichten Ziegen- oder Schafskäse auf Wunsch ergänzen kann. (Bitte daran denken: Milchprodukte machen ab der zweiten Lebenshälfte häufig Probleme.)

Dritte Stufe (drei Wochen)

Alle Mahlzeiten der dritten Stufe sind als Übergänge auf die künftige Kost anzusehen. Betrachten Sie diese Phase als Probedurchgang. Sollten Sie das Gefühl haben, irgendetwas bekomme Ihnen nicht, lassen Sie dies natürlich weg. Einige Patienten berichteten vor allem in dieser Stufe von Unverträglichkeiten gegenüber Nahrungsmitteln, die sie vorher nicht hatten feststellen können. Vereinzelt werden hier tatsächlich solche Lebensmittel als »Übeltäter« und Verursacher verschiedenster Erkrankungen ausgemacht, die sich bis zu diesem Punkt nicht zu erkennen gegeben haben.

Zum *Frühstück* wird zu den Getränken außer Knäckebrot nun auch Weißbrot oder Vollkornbrot empfohlen. Müsli und verschiedene Käsesorten kommen hinzu. Beim Obst bereichern Feigen, Datteln oder auch Rosinen zusätzlich noch die beachtliche Vielfalt.

Zum *Mittagessen* bleiben die bisherigen (Suppen-)Gerichte zwar weiterhin empfehlenswert, aber frische Salate kommen hinzu, und die für den »Hauptgang« vorgesehenen Gemüse dürfen jetzt mit Butter oder Speiseöl (Oliven-, Maiskeim-, Sonnenblumen-, Raps- oder Leinöl) zubereitet werden. An Fleischspeisen sind außer Kalb und Rind jetzt auch Lammfilet oder Wildbret aller Art, gekocht oder leicht angebraten, in Maßen wieder erlaubt.

Zum *Abendessen* wird nach dem reichlicher gewordenen Mittagsmahl auch weiterhin (und für die Zukunft) etwas Zurückhaltung empfohlen. Die paar Tassen Kräutertee, leicht gesüßt und löffelweise zugeführt, sind nach wie vor Mittelpunkt des Abendessens. Sollte jedoch Hungergefühl auftreten, sind zusätzlich naturbelassener Joghurt oder Avocado auf Weißbrot unbedenklich.

Geht es Ihnen nach zwei bis drei Tagen in der zweiten oder dritten Stufe schlechter, schreiten Sie noch einmal zur vorhergehenden Stufe zurück. Sollten Sie, was ungewöhnlich wäre, auch bei der ersten Stufe Probleme haben, lassen Sie das medizinisch abklären. Liegt kein Befund vor, ist an eine allergische Disposition oder an eine zu geringe Flüssigkeitszufuhr zu denken. Besprechen Sie Ihre Probleme auf jeden Fall mit einem Arzt oder Heilpraktiker und beherzigen Sie seine Anweisungen.

Da die Darmbrückenernährung als Übergang zu einer neuen Ernährungsform dienen soll, ist es wichtig, dass in der dritten Stufe Elemente oder Grundsätze der neuen Form mit eingebaut werden. Ist man beispielsweise von der Hayschen Trennkost überzeugt und hat dies mit dem Arzt oder Heilpraktiker abgeklärt, richtet man sich Woche für Woche mehr nach deren Regeln, bis man sich gänzlich damit vertraut gemacht hat. Möchte man zu einer auf der eigenen Intuition aufbauenden Ernährung wechseln, gilt dasselbe. Oberstes Ziel einer Ernährungsumstellung ist es wie gesagt, dass Sie sich dabei wohl fühlen. Es bringt Ihnen nichts, wenn Sie sich aufgrund eines Trends oder aus anderen Gründen in einen Speiseplan hineinquälen, der Ihnen nicht bekommt oder bei dem Ihr Magen rebelliert. Nehmen Ihre Energie und Lebensfreude über einen längeren Zeitraum ab, drehen Sie langsam das Rad wieder zurück, unterziehen Sie sich einer Blutuntersuchung und beginnen Sie, sofern die Werte nicht dagegen sprechen, zu einem anderen Zeitpunkt von vorn.

Die passenden Getränke

Während der Entschlackungszeit sollte man durch erhöhte Flüssigkeitszufuhr auf seine zusätzliche Entgiftung achten. Natürlich sind stille Quellwässer mit so wenig wie möglich Mineralien die besten »Ausschwemmer« von Giften aller Art. Aber ich habe für Sie im Folgenden noch ein paar Ausweichmöglichkeiten zusammengestellt, die etwas mehr Abwechslung im Geschmack bieten können und sollen.

Kräutertees

Hier ist praktisch alles erlaubt. Frische Kräuter oder auch getrocknete aus der Apotheke, aus Teeläden oder vom Wochenmarkt sind verpackten in der Regel vorzuziehen. Ein auf das gesundheitliche Problem hin bezogenes Kraut oder eine Mischung wäre das Beste (zum Beispiel Fenchel, Anis und Kümmel bei verstärkter Luft im Bauch, Kamille bei Neigung zu Sodbrennen oder Magengeschwüren, Minze bei allgemeinen Verdauungsbeschwerden). Fragen Sie Ihren Arzt – da es aber immer schwieriger wird, einen zu finden, der sich noch mit Kräutern auskennt, vielleicht doch lieber Ihren Heilpraktiker oder Apotheker.

Kombucha

Kombucha (sprich: »Kombuhtscha«) ist ein kalt getrunkenes Gärgetränk, das durch Fermentierung von gesüßtem Tee mit dem sogenannten Kombucha- oder Teepilz hergestellt wird. Es handelt sich hier allerdings nicht um einen Pilz, sondern um eine Symbiose verschiedener Hefen und Bakterien.
Diesen »Pilz«, der sich bei guter Pflege ewig hält, kann man in der Apotheke erwerben oder von Freunden als Ableger bekommen. Da er durch sein »Futter« Zucker eine leichte alkoholische Gärung bekommt, sollten ihn nur Erwachsene zu sich nehmen. Allerdings ist der Alkoholgehalt verschwindend gering, wenn man ihn spätestens nach ein paar Tagen trinkt (zirka 0,5 Volumenprozent, das entspricht etwa alkoholfreiem Bier). Je länger er steht, desto alkoholhaltiger wird er (maximal 3 Volumenprozent). Auch hier gilt, dass industriell gefertigter Kombucha von der Gesundheitswirkung her dem selbstgemachten nicht das Wasser reichen kann.

Für Neugierige sind im Folgenden einmal die natürlichen Inhaltsstoffe aufgezählt:

- Glukon-, rechtsdrehende Milch-, Essig-, Apfel-, Wein- und Folsäure, Spuren von Bernstein-, Apfel-, Malon- und Zitronensäure: rundherum alles wichtige Stoffe für die Energiegewinnung innerhalb unserer Körperzellen im sogenannten Zitronensäurezyklus.
- Eisen, Magnesium, Natrium, Kalium, Kalzium, Kupfer, Zink und andere Mineralstoffe.
- Vitamine B_1, B_2, B_3, B_6, B_{12} und C.
- Vierzehn verschiedene Aminosäuren, lebenswichtige Enzyme, Gerbstoffe.
- Fermente (Enzyme): Invertase, Amylase, Katalase, Saccharase, Labferment … und der Vollständigkeit halber noch proteolytische Enzyme, die Eiweiße verstärkt spalten und denen nachgesagt wird, Krebs entgegenzuwirken.
- Antibiotische Stoffe: Der Tee produziert sie angeblich, um sich vor fremden Mikroorganismen zu schützen.

Kombucha wird im Körper basisch umgesetzt. Kombucha schmeckt köstlich. Der Geschmack variiert je nach Herkunft und je nach Sorte des verwendeten Tees (schwarzer, grüner, Matetee, Kräutertees).
Sicherlich sollten sich wegen des Alkoholgehalts (ehemalige) Alkoholiker und Kinder vorsehen. Dennoch ist und bleibt Kombucha für mich eines der gesündesten und wohlschmeckendsten Getränke überhaupt.

Roibusch (Rooibos)

Die Heimat der Pflanze, die zu den Hülsenfrüchtlern gehört und deren Name so viel wie »Rotbusch« bedeutet, sind die Zederberge im Südwesten der Republik Südafrika. Einfach als Genusstee getrunken, entfaltet Roibusch ein eigenes, sehr angenehm duftendes und schmeckendes Aroma. Er enthält kein Koffein, ist daher auch für Kinder hervorragend geeignet, obwohl ich häufig beobachten konnte, dass sie am liebsten natürlichen Früchtetee, gesüßt mit Honig, trinken, sofern ihre Geschmacksknospen noch nicht durch Chemie oder Zucker verdorben worden sind.
Dem Roibuschtee wird eine antiallergische und allgemein lebensverlängernde Wirkung nachgesagt. Nun ja, ziemlich sicher ist auf jeden Fall, dass er das Leben nicht verkürzt. Und das will doch auch schon was heißen, oder?

Lapacho

Der Lapacho ist ein bis zu 35 Meter hoher Baum, der in Mittel- und Südamerika vorkommt. Von den Indianern wird er »Baum des Lebens« genannt. Er hat ein hartes und schweres Holz von hoher Qualität, die Innenrinde, eine Bastschicht, eignet sich zur Zubereitung eines Tees. Bereits die Inkas nutzten die wässrigen Aufgüsse, und später übernahmen die mittel- und südamerikanischen Indianer Lapacho als Heil- und Genusstee.
Der koffeinfreie Lapachotee enthält Kalium, Kalzium und Eisen sowie Spurenelemente, zum Beispiel Barium, Strontium und Jod, außerdem antibiotische Naphthochinonverbindungen, die die Verdauung anregen und allgemein tonisieren.
Der Geschmack ist erdig, hat eine zart-süßliche Vanillenote und ähnelt ein wenig dem des Roibuschtees.

Pu-Erh

Dieser rote Tee stammt aus der Stadt Pu'er in der südwestchinesischen Provinz Yunnan, was übersetzt so viel wie »Südlich der Wolken« oder auch »Ewiger Frühling« heißt. Er war noch bis zu den Zeiten Maos nur der oberen Klasse vorbehalten, daher erhielt er den Beinamen »Tee der Könige«. Seine Handhabung und Verkostung erinnern stark an die Zeremonien, die man mit gutem Rotwein durchführt. So ist es nicht verwunderlich, dass es neben günstig zu erwerbenden Sorten auch auserwählte Tees gibt, für die man pro Pfund bis zu 100 000 Euro zu bezahlen bereit ist. Auch China erschafft sich seine Statussymbole.

Das Wichtigste aber ist, den ersten Aufguss wegzuschütten, der zweite ist für die Augen, der dritte für den Genuss und der vierte für die Gesundheit – so sagen es die Chinesen.

Nach der Traditionellen Chinesischen Medizin (TCM) werden die beiden entgegengesetzten Kräfte Yin und Yang durch den Genuss dieses Getränks wieder ins Gleichgewicht gebracht, es sorgt also für die innere Harmonie. Der Geschmack ist leicht erdig bis fruchtig. Erdige Geschmäcker wirken beruhigend auf die Verdauung und stärken Milz und Bauchspeicheldrüse. Außerdem werden dem Tee entfettende Eigenschaften nachgesagt.

Ob er tatsächlich die Pfunde purzeln lässt, ist zwar nicht bewiesen, probieren sollten Übergewichtige es aber vielleicht doch einmal zusammen mit dem Abspeckprogramm.

Das Abspeckprogramm

Statt verbissen Kalorien zu zählen oder sich nur auf eine stark begrenzte Auswahl von Speisen zu beschränken, können Sie abnehmen und etwas Gutes für Ihren Darm tun, wenn Sie folgende allgemeine Empfehlungen beherzigen und dabei konsequent sind:

- Essen Sie nur Lebensmittel, die Sie bisher besonders gut vertragen haben, vorzugsweise also eine leichtbekömmliche Kost in bescheidener Menge.
- Meiden Sie fette Gerichte, alles Eingebrannte, Gebackene, Panierte, Schweinefleisch und -fett sowie deren Produkte (Würste!), tierische Fette und Zugaben wie Mayonnaise und Remoulade.
- Meiden Sie während der Kur ein Zuviel an ballaststoffreicher Kost, Hülsenfrüchte, Kraut, Kohl und Rohkost.
- Meiden Sie möglichst Fabrikzucker, Süßigkeiten, Schokolade und dergleichen.
- Schränken Sie ein: gesäuerte Milchprodukte, Rahm, Quark (Topfen), fettarme leichte Käsesorten. Menschen über vierzig lassen diese Produkte am besten auf Dauer ganz weg.
- Bevorzugen Sie jetzt zarte, gedämpfte Gemüse, Gemüsesuppen, Brokkoli, Blumenkohl, Pellkartoffeln, Karotten, Sellerie, Spinat, Fenchel, leichtverdauliche Getreidearten, Haferflocken, Maisgrieß, Hirse, Reis, kaltgepresste Pflanzenöle, ab und an Naturhonig, Malzkaffee, heimische Gewürze und Meersalz.
- Trinken Sie überwiegend Kräutertees, Gemüsesäfte, stille Wasser, ab und zu frisch gepresste Obstsäfte.
- Unkonservierte und natürliche, farbstofflose Produkte ohne Zusatzstoffe sollten grundsätzlich bevorzugt werden.

Der »Stundenplan« für eine solche Kur, die Sie nach Absprache mit Ihrem Arzt oder Therapeuten über einen Zeitraum von mindestens vier Wochen zu Hause durchführen können, sieht etwa folgendermaßen aus:

- Trinken Sie täglich morgens auf nüchternen Magen 0,25 Liter lauwarmes Wasser oder Kräutertee. Zehn Tage lang fügen Sie einen gestrichen vollen Teelöffel Bittersalz hinzu (Letzteres allerdings unbedingt nach Absprache mit dem Arzt oder Therapeuten).
- Frühestens nach einer halben Stunde gönnen Sie sich ein Frühstück mit »Esskultur«; das heißt, speisen Sie geruhsam, und nehmen Sie nur kleine Bissen, die Sie gut durchkauen!
- Nach etwa viereinhalb weiteren Stunden genießen Sie die Freude am Mittagessen! Pro Bissen sollten Sie die Speise 42-mal kauen und somit auch gut einspeicheln, damit sie für den weiteren Verdauungsvorgang optimal vorbereitet wird! Je kultivierter und disziplinierter man isst, die Nahrung zerkleinert und einspeichelt, umso schneller und besser geht's!
- Abends reichen ein bis zwei Tassen Lindenblüten-, Zitronenmelissen- oder Malventee, je nach Empfehlung des Therapeuten mit einem Teelöffel Honig und einem Apfel.
- Über den Tag verteilt, sollten Sie des Öfteren trinken, und zwar Kräutertee oder Wasser, insgesamt 2 bis 3 Liter.
- Vor dem Mittagessen gönnen Sie sich eine halbe Stunde Entspannungspause, wenn möglich im Liegen.
- Morgens und abends führen Sie ein Trockenbürsten des ganzen Körpers durch, danach Wechselduschen warm-kalt, der letzte Durchgang ist wieder warm. Frottieren Sie sich ab und reiben Sie sich mit einem trockenen Tuch warm.
- Abends bringen Sie einen Kräuter- oder Kohlwickel auf dem Bauch an. Kohl hat nachweislich eine gute Wirkung zum Beispiel gegen Geschwüre aller Art (Anti-Ulcus-Faktor). Ein großes Blatt Kohl wird für etwa eine Minute in kochendes Wasser getaucht. Danach rollt man es mit einem Nudelholz oder einer Flasche wie einen Nudelteig, um es zu glätten. Noch angenehm warm, legt man es auf den Bauch, bedeckt es mit einem

Leintuch (Geschirrtuch) und wickelt sich darüber ein großes Hand- oder gefaltetes Betttuch. Anwendung: täglich etwa zwei bis drei Wochen lang. Wichtig ist die beruhigende Wärme für den gesamten Verdauungstrakt. Dasselbe kann man auch je nach Problem mit Kräutern durchführen. Lassen Sie sich von Ihrem Heilpraktiker, Arzt oder Apotheker beraten.
- Um 22.00 Uhr ist »Zapfenstreich«.
- Meiden sollten Sie beispielsweise bestimmte Medikamente (nach Absprache mit dem Therapeuten) und wie gesagt schweinefetthaltige Kost, zum Beispiel Wurstwaren, die Schweinefett enthalten, sowie Industriezucker.
- Zwischendurch können Sie Gymnastik machen, sorgen Sie jedenfalls für ausreichend Bewegung, und wenn Sie »nur« regelmäßig spazieren gehen. Lesen Sie ein gutes Buch oder wählen Sie andere sinnvolle Freizeitbeschäftigungen, statt als »Couchpotato« und Stubenhocker endlos vor dem Fernseher oder Computer zu sitzen.

Nahrungsmittel als Heilmittel,
Heilmittel als Nahrungsmittel (II)

Und noch ein letztes Mal, diesmal aber ganz im Sinne eines volksgesundheitlichen Gedankens, so wie er eigentlich verstanden wird: »Unsere Nahrungsmittel müssen Heilmittel und unsere Heilmittel Nahrungsmittel sein.« Dazu lassen Sie uns einen kleinen Streifzug durch das Reich der Volksheilkunde machen, um anhand einiger Beispiele aufzuzeigen, wie leicht es nach wie vor sein kann, Vorsorge zu betreiben und Krankheiten durch bestimmte Essgewohnheiten und somit über den Verdauungstrakt auf einfachste, natürliche Weise zu lindern oder zu heilen. Dass dabei manchmal etwas übers Ziel hinausgeschossen wurde, macht die im Folgenden beschriebenen »Lebens(heil)mittel« deswegen nicht weniger wertvoll. Diese stellen für mich die erste Reihe für eine Gesundheitsförderung dar.

Auch Reis, Kartoffeln, viele Obst- und Gemüsesorten kann man, sofern unbelastet, dort problemlos einordnen. Dann hätten wir noch als natürliches »Probiotikum« das bereits erwähnte unschlagbare Sauerkraut, die krebshemmende Eigenschaft des Brokkoli, das entzündungsbekämpfende Potenzial des Kohls, die Enzyme der Ananas zum Abbau von Giftstoffen, die Gallenspezialistin Artischocke, das »Rundumpaket« Avocado oder auch das Gurkenwasser als Gichtmittel und Rote Bete gegen Viren. Dies ist nur eine kleine Auswahl von Lebensmitteln, die, richtig und konsequent eingesetzt, viele der auf dem Markt befindlichen Medikamente überflüssig machen würden. Der Koch beziehungsweise die Köchin wäre gleichzeitig Arzt und Ernährungswissenschaftler in einem.

Äpfel

»An apple a day keeps the doctor away«: An diesem Spruch, der besagt, ein Apfel am Tag mache den Arzt überflüssig, ist einiges Wahre dran. Entsprechend zubereitet, gekocht, gebacken, gerieben, eingeweckt oder am besten einfach roh gegessen, zählt der Apfel zum Heilschatz aller biologisch denkenden Behandler. Spätestens wenn man die Fähigkeiten dieser Obstsorte näher kennengelernt hat, kann man sich ihrem Bann nicht mehr entziehen. Ein für den Menschen optimal zusammengestellter Gehalt an Vitaminen, Mineralstoffen, Spurenelementen und Kohlenhydraten erhebt den Apfel über alles andere hinaus.

Schale und Fleisch enthalten in biologisch ausgewogenen Mengen Eisen, Eiweiß (gering), Kohlenhydrate, Fruchtsäuren, Natrium, Kalium, Magnesium, Pektin, Gerbstoffe, Phosphor, Schwefel, Chlor, Kieselsäure, Aluminium, die Vitamine A, B_1, B_2, B_6, C, E und Nikotinsäure.

Der regelmäßige und »richtige« Apfelgenuss (siehe unten) hat einen tiefgreifenden Einfluss auf alle Organe und auf den Gesamtstoffwechsel unseres Körpers. Die Pektine des Apfelfleischs wirken wie ein Schwamm im Darm, der alle Gifte aufsaugt und mit dem Stuhl ausscheidet. Der Apfel eignet sich deshalb besonders gut zu einer einfachen Darmentgiftungskur für »zwischendurch«.

Bei Magen-Darm-Problemen ist eine Apfelkur (siehe unten) in den meisten Fällen von außergewöhnlichem Erfolg gekrönt. Auch bei chronischen Darmerkrankungen wie Colitis ulcerosa oder Morbus Crohn kann sie, zum richtigen Zeitpunkt begleitend eingesetzt, stabilisierend wirken. In leichten Fällen lohnt sich ein sofortiger Versuch. In schwereren sollte man sie zum Ende einer naturheilkundlichen Therapie hin einsetzen, sobald sich eine Besserung einstellt.

Ich habe damit in Kombination mit anderen naturheilkundlichen Verfahren hervorragende Ergebnisse bei entzündlichen Darmerkrankungen erzielt. Doch denken Sie bitte daran: Führen Sie solche Maßnahmen immer in Absprache mit Ihrem Therapeuten durch. Verzeihung, aber man kann das nicht oft genug wiederholen: Besonders bei schweren Erkrankungen sollten Sie die Behandlung keinesfalls auf Selbstversuche beschränken.

Je nach Bedarf monatlich oder alle zwei, drei Monate durchgeführte dreitägige Apfelkuren zeigen auch erstaunliche Erfolge bei Herz- und Gefäßkrankheiten, Entzündungen der Nieren, Wasseransammlungen im Gewebe und zu hohem Cholesteringehalt. Mit Äpfeln lässt sich darüber hinaus eine erfolgreiche Entfettungskur durchführen. Während einer gewissen Zeit (abhängig von der körperlichen Verfassung und nach dem Rat Ihres Therapeuten) darf dann nichts anderes gegessen werden als täglich frisches Apfelkompott aus drei Äpfeln und bei Bedarf noch zusätzliches Obst.

Des Weiteren hilft der Apfel den Kopfarbeitern durch seinen Gehalt an Eisen, Phosphor und Arsen. Bei geistiger Abgeschlagenheit schneidet man einen ungeschälten Apfel in kleine Stücke, überbrüht sie mit heißem Wasser und lässt sie ziehen. Nach einer Stunde mischt man 3 Teelöffel Honig bei, isst die Apfelstückchen und trinkt danach den Saft. Zum Schutz vor Ansteckung bei Kindern trägt man bei, wenn man sie täglich einen Apfel essen lässt. Die blutreinigende Wirkung des Apfels ist so tiefgreifend, dass mit Apfelkuren Ekzeme heilbar sind. Man sollte es auch einmal unterstützend bei Rheuma und Gicht ausprobieren. Versuche lohnen sich immer, auch wenn man nicht jedes Mal Wunder erwarten darf. Bei allen entzündlichen Erkrankungen des Nervensystems hilft frischer Apfelsaft, der eine beruhigende und entspannende Wirkung hat.

Frische, ungeschälte Äpfel, täglich einer am Vormittag und einer am Nachmittag, schützen vor Arteriosklerose und Herzinfarkt.

Hartnäckige Stuhlverstopfungen ebenso wie Durchfall lassen sich mit Äpfeln kurieren.

Auch jenen Zeitgenossen, die sich das Rauchen abgewöhnen wollen, kann mit Äpfeln geholfen werden. Starke Raucher sind für gewöhnlich keine Apfelesser, daher wendet sich im Umkehrschluss ihre Abneigung bald gegen das Rauchen, wenn sie täglich etwa fünfzehn bis zwanzig Äpfel essen werden (ein weiteres Mal: kein Selbstversuch ohne therapeutische Kontrolle, bitte!). Andere Speisen und Getränke sind dazu allerdings verboten. Jedenfalls hat es bei den wenigen geholfen, die sich darangemacht haben, das zwei oder mehrere Wochen lang durchzuziehen.

Hier noch einige Worte zum »richtigen« Essen: Die Äpfel müssen frei von Spritzgiften sein (erkundigen Sie sich in Ihrem Bioladen). Sie sollten zumindest Zimmertemperatur haben, da es sonst zu Magenbeschwerden kommen kann. Ferner müssen sie langsam gegessen, gut durchgekaut und eingespeichelt werden. Ein roher, leicht angewärmter Apfelbrei ist eine der am leichtesten verdaulichen Speisen überhaupt. Abends, nach 17.30 Uhr, sollte kein Apfel (und auch kein anderes Obst oder Gemüse) mehr gegessen werden, weil man damit neben Verdauungsbeschwerden auch starke Gasentwicklungen im Darm heraufbeschwört! Über dieses Gebot setzt man sich nur hinweg, wenn eine Krankheit es erfordert und die Apfelkur bei chronischem Durchfall eingesetzt werden muss.

Die Apfelkur

Wenn bei Durchfallerkrankungen jede Therapie versagt hat, hilft oft nur noch die Apfelkur. Auf einer Reibe aus Glas werden 3 Pfund rohe, ungeschälte, aber reife Äpfel ohne Kerngehäuse gerieben und über den Tag verteilt gegessen. Medikamente, andere Speisen oder Getränke dürfen Sie während der Kur nicht zu sich nehmen. Meist genügt es, die Therapie über drei bis vier Tage einzuhalten, nur notfalls länger. Ich habe sie generell bei schweren Durchfallerkrankungen im Anschluss einer Colontherapie an die Fastenzeit angesetzt. Die Erfolge sprachen für sich.

Die Apfelessigkur

Füllen Sie 0,125 Liter abgekochtes Wasser in ein Trinkglas. Nach Abkühlung auf Mundwärme geben Sie 2 Teelöffel Honig sowie 2 Teelöffel Apfelessig aus dem Reformhaus hinzu und rühren so lange um, bis der Honig sich vollständig aufgelöst hat. Diese Menge wird dreimal täglich langsam schluckweise getrunken. Je nach Krankheit wird die Kur über einige Wochen oder auch ein paar Monate durchgeführt.

Die Apfel-Sauerkraut-Kur

Während der Kur isst man täglich mindestens 500 Gramm rohes Sauerkraut und dazu 1 bis 2 Kilogramm rohe, ungeschälte Äpfel (aus ungespritztem Anbau), auf morgens, mittags und nachmittags verteilt. Alle anderen Speisen sind zu meiden. Frisches Wasser darf getrunken werden, zudem naturbelassener Apfel- und Sauerkrautsaft. Es müssen täglich mindestens 2 Liter Flüssigkeit getrunken werden, am besten vor dem Essen.
Die Kur wird entweder vorsorglich einmal jährlich drei Tage, am besten im Herbst oder im Frühling, oder einmal monatlich je einen Tag lang durchgeführt. Sie ist mit das Beste für einen Auf-

bau oder eine Wiederherstellung der Darmflora und damit für die Abwehrkraft. Bei eigener Unsicherheit sollte man eventuell eine spezielle Stuhluntersuchung betreffs Darmbakterien durchführen lassen. Fragen Sie Ihren Arzt oder Heilpraktiker.
Einzige Gefahren bei dieser Kur: Es kann vor allem bei einem trägen Darm zu Koliken und einem aufgetriebenen Bauch kommen. Bei ersten Anzeichen von Unwohlsein müssen Sie mit der Kur aufhören und sollten einen Magen-Darm-Tee trinken. Nach meiner Erfahrung beruhigt sich das Ganze nach kurzer Zeit wieder.

Die Entgiftungskur

Diese Kur wirkt reinigend auf den gesamten Organismus. Anstelle des Frühstücks wird ein Glas reiner Apfelsaft mit dem Saft einer halben Zitrone und einem Teelöffel Honig gemischt, lauwarm und langsam, schluckweise, getrunken. Im Lauf des Vormittags isst man zwei rohe Äpfel mit Schale. Statt des Mittagessens ist ein Apfelschalentee mit 2 Teelöffeln Honig warm zu trinken. Zwei Stunden später sind wieder vier ungeschälte rohe Äpfel zu essen. Gegen 15.00 und 17.00 Uhr wird jeweils ein Glas frischen Apfelsafts getrunken. Als Nachtmahl gibt es einen Teller warmes Apfelmus, das mit 3 Teelöffeln Honig angereichert wird.
Die Entgiftungskur kann anstelle oder nach einer Frühlingsfastenkur mindestens zehn Tage lang durchgeführt werden. Sehr zu empfehlen ist sie auch bei leichten Durchfallerkrankungen. Nicht geeignet ist sie für Allergiker, Neurodermitiker, Asthmatiker oder Heuschnupfenpatienten.

Honig

Honig ist eines der beliebtesten Nahrungsmittel und ein einzigartiges Heilmittel. Schon bei den alten Ägyptern war er als »Notfallmedizin« bekannt.

Aber erst seit relativ neuerer Zeit weiß man, was im Honig alles an Gutem enthalten ist, nämlich Kalium, Natrium, Kalzium, Magnesium, Eisen, Kupfer, Mangan und Phosphat, die Vitamine B_1, B_2, C und Nicotinamid (zum B-Komplex gehörend) sowie Fermente (Diastasen und Invertasen) und Azetylcholin. Sogenannte Inhibine besitzen antibiotische Wirkung. Die verschiedenen Zuckerstoffe setzen sich zusammen aus Fruchtzucker (Lävulose), Traubenzucker (Dextrose) und Rohrzucker. Der Fruchtzuckergehalt liegt bei etwa 40 Prozent. So ist es nicht verwunderlich, dass der Honig in der Behandlung schwerer Leberleiden gute Heilwirkungen erzielt. Der Fruchtzucker bedarf zum Abbau, verglichen mit Traubenzucker, nur eines Zehntels der Leberenergie. Ist die schwerkranke Leber nicht mehr in der Lage, Traubenzucker in Glykogen umzuwandeln, gelingt ihr dies immer noch bis zu etwa 30 Prozent mit dem Fruchtzucker.

Kinder, die reichlich Honig verzehren, weisen wesentlich gesündere Zähne und festere Knochen auf als andere. In Asien und Südamerika werden Wunden von der Landbevölkerung oft nur mit Honigverbänden kuriert. Im Orient wie auch bei den Germanen wusste man ebenso, dass Honig die Wunden sehr schnell heilen lässt. Die wissenschaftlichen Labors konnten erst in jüngster Zeit den Beweis von der keim- und bakterienhemmenden Wirkung des Honigs liefern. Da alle Honigsorten diesen »Keimtöter« enthalten, das X-Hormon Inhibin, weiß man inzwischen, dass diese Substanz nicht aus den Blütenpollen, sondern aus den Drüsen der Bienen stammt und dass bereits eine kleinste Menge dieses Stoffes wirkt.

Weitere Heilanzeigen des Honigs sind Kreislauferkrankungen, Nervosität, Überarbeitung, Erkältungen, Schlaflosigkeit, Verdauungsbeschwerden und Mineralstoffmangel. Bewahrt man den Honig kühl, lichtgeschützt und unverdünnt auf, behält er fast unbegrenzt seine antibakterielle Wirkung.
Beim Erhitzen und Verdünnen verliert er diese Eigenschaft. Heißen Getränken darf Honig also erst nach Abkühlung auf Trinkwärme beigefügt werden. Beim Kauf muss auch darauf geachtet werden, dass der Lieferant bekannt und vertrauenswürdig ist, denn Honig muss »reif« sein. Sehr oft wird nichtausgereifter Honig wegen seines höheren Gewichts verkauft. Eine solche Ware ist zur Aufbewahrung ungeeignet und besitzt nicht die gleiche Heilwirkung. Vor Honigfälschungen, die oft mit Streckmitteln und Gewichtsverbesserern versetzt sind, kann man sich heute wohl nur mit Sicherheit schützen, wenn man seinen Honigbedarf bei einem persönlich bekannten Imker deckt.

Einige Honigrezepturen für diverse Krankheiten

- Bei beginnenden, aber auch fortgeschrittenen Darmproblemen sollte man die Honigkur (siehe unten) durchführen.
- Unterstützend bei Fieber gibt man 0,5 Liter lauwarmem Wasser 100 Gramm Weinessig und 100 Gramm Honig zu, kühlt das Ganze leicht und verwendet die gutgemischte Lösung als Brust- oder Wadenwickel.
- Bei Entzündungen oder Eiterungen mischt man Honig und Zwiebelsaft zu gleichen Teilen und macht damit Auflagen.
- Hautleiden wie rissige Hände, aufgesprungene Haut, Hautblutungen, -entzündungen, -ausschläge, -jucken, -schrunden und -unreinheiten werden durch Honigauflagen und -kuren günstig beeinflusst.

- Auch bei der Schuppenflechte lohnt sich ein Versuch mit der bereits erwähnten Kur, besonders wenn abwechselnd die Apfel- und die Honigkur durchgeführt werden.
- Bei chronischer Schlaflosigkeit unterstützt die Honigkur.
- Parasiten des Darms behandelt man mit einer Mischung aus Rettichsaft mit einer eingelegten Knoblauchzehe pro 100 Milliliter und 100 Milliliter Honig. Davon nimmt man täglich drei- bis viermal einen gestrichenen Esslöffel voll ein.
- Werden Brandwunden sofort mit einer Honigauflage bedeckt, kommt es nicht zur Blasenbildung, und die Wunde verheilt narbenlos. Dies gilt auch für Verbrühungen.
- Ebenso ist die Honigkur bei Blutarmut einen Versuch wert.
- Große Erleichterung bringt beim Bronchialasthma geriebener Meerrettich, mit reichlich Honig vermischt. Davon nimmt man abends vor dem Schlafengehen einen Teelöffel voll.
- Zusätzlich führt man die Honigkur durch bei Geschwüren, Abszessen und eiternden Wunden, die man entweder mit reinen Honigauflagen behandelt, welche man am Tag mehrmals wechselt, oder mit einem warmen Brei aus schwarzem Rettich und Honig.

Da längst noch nicht alle Wirkstoffe des Honigs bekannt sind, darf angenommen werden, dass er noch weit mehr Heilwirkungen hat. Deshalb sollte Honig das bleiben, was er schon immer war – ein unverändertes, unverfälschtes Volksnahrungs- und -heilmittel, das regelmäßig genossen wird.

Die Honigkur

Die Honigkur, die alten Rezepten der Volksmedizin entstammt, kann auch dort helfen, wo jedes andere Mittel versagt hat. Wichtig sind das genaue Einhalten der Vorschriften und die Verwendung echten Naturhonigs. Zudem werden je 50 Gramm Schafgarbe und Kamille benötigt, die man gut vermischt. Von dieser Mischung wird jeweils ein gehäufter Teelöffel für eine Tasse Tee (0,25 Liter) aufgegossen. Nach dem Abkühlen auf Trinkwärme fügt man Honig hinzu (dreimal täglich):

- in der ersten Woche 1 Esslöffel,
- in der zweiten bis neunten Woche 2 Esslöffel,
- in der zehnten Woche 1 Esslöffel.

Nach Auflösung des Honigs trinkt man den Tee langsam, in kleinen Schlucken, und zwar eine Stunde vor dem Frühstück. Dies wiederholt man eine Stunde vor dem Mittagessen und anderthalb Stunden nach dem Abendessen, wobei dies nicht später als 18.00 Uhr eingenommen werden sollte. Die Kur kann bei Bedarf nach drei Wochen Pause wiederholt werden.
Anwendung: bei anhaltendem Unwohlsein, fortwährender Magen-Darm-Verstimmung, chronischer Aufblähung und Übelkeit, beständiger Kreislaufschwäche, chronischem Kopfschmerz und zur Darmreinigung.
Unterstützend bei: Koliken, rheumatischen und anderen Schmerzen, Magen-Darm-Katarrhen, Asthma, Nieren- und Blasenentzündung. Bei nahezu allen Erkrankungen und Störungen wie zum Beispiel bei entzündlichen Prozessen, Gelenkerkrankungen, Rheuma, Durchfall, Übergewicht, Hautkrankheiten, Asthma oder Schlaflosigkeit. Außerdem zur Wasserausscheidung, Vorbeugung gegen viele Krankheiten und Kräftigung des Körpers.
Die Honigkur kann auch bei schweren Darmerkrankungen und Durchfällen unbekannter Ursache eine große Linderung bewirken (begleitend zur Therapie durch einen Arzt oder Heilpraktiker).

Folgende Speisen sind während einer solchen Honigkur unbedingt zu meiden:

- Gebackenes, Frittiertes und in Fett Gebratenes,
- stark fetthaltige Lebensmittel (Wurst, Schweinefleisch),
- schwerverdauliche Kost, rohes Gemüse, zu viel Obst,
- Süßigkeiten, Alkohol, Kaffee, Cola und Limonaden sowie alle Milchprodukte.

Knoblauch

Diese Heil- und Würzpflanze, die zur Familie der Liliengewächse gehört, weist sehr viele gleiche Eigenschaften wie die Zwiebel auf (siehe unten). Vom Knoblauch ist vor allem seine blutdrucksenkende, kreislaufanregende und die Widerstandskraft des Körpers steigernde Wirkung bekannt. Darüber hinaus ist die tolle Knolle aber auch ein gutes Vorbeugemittel gegen Parasiten. Sie ist besonders wirksam bei:

- Schleimhautentzündungen des Magen-Darm-Trakts, Verstopfung, Durchfall, Blähungen, allen infektiösen Erkrankungen des Darms, Störungen des Säureverhältnisses in Magen und Darm und Appetitlosigkeit,
- Leber- und Gallenleiden,
- Blutdruckveränderungen,
- Arterienverkalkung,
- venösen Beschwerden,
- Angina pectoris (der Knoblauch erweitert die Gefäße am und im Herzen und baut Ablagerungen ab),
- Krebs,
- Krankheiten der Lungen und Bronchien,

- Kreislaufstörungen,
- Herzinsuffizienz,
- körperlichen und nervlichen Schwächezuständen,
- Wurmkrankheiten,
- Rheuma und Gicht,
- Erliegen der körpereigenen Abwehrkraft und
- der Blutreinigung.

Knoblauch, zerdrückt mit Petersilie unter die bereits tellerfertigen Speisen gemischt, ergibt ein herrliches Aroma. Die beste Wirkung erzielt man, wenn täglich mindestens eine frische Zehe Knoblauch mit viel Petersilie auf ein Butterbrot oder in diesem Falle auch auf Toast mit etwas Butter verteilt wird.
Knoblauchkapseln (nicht ganz so wirksam) empfehlen sich nur bei Magenunverträglichkeit und bei gesellschaftlichen Verpflichtungen, wobei die Petersilie die Geruchseigenschaften des Knoblauchs stark abmindert.

Küchenzwiebeln

Zu den wichtigsten Heilmitteln unter den heimischen Nahrungsmitteln gehört die Küchenzwiebel. Oft hilft eine dreitägige Zwiebelkur, um Wasseransammlungen in der Leber, im Bauch oder in den Beinen zu vertreiben. Diese diuretische Wirkung kommt zustande, weil der hohe Gehalt an Kalisäure, Magnesium und Kieselsäure, an Rhodanwasserstoffsäure und an ätherischen Ölen dem Gewebe das Wasser entzieht und gleichzeitig harntreibend auf die Nieren wirkt. Außerdem sind herzwirksame Stoffe in der Zwiebel enthalten, die durch Anregung des Herzens und des Kreislaufs die diuretische Wirkung verstärken. Durch die Entwässerung und die in der Zwiebel enthaltenen Rhodanverbindungen kommt es gleichzeitig zur Senkung und Normalisierung des Blutdrucks. Da die Zwiebel einen hohen Fluorgehalt hat, wirkt sie auch sehr günstig auf das Gebiss und auf eventuelle Überfunktionen der Schilddrüse.

Die Wirkung der ätherischen Öle

Die ätherischen Öle, die beim Schälen der Zwiebel aufsteigen und bekanntermaßen Tränen verursachen, sind nicht nur lästig, sondern wirken sich auch positiv aus auf:

- die *Nieren,* da sie die Harngefäße erweitern und Wasser treiben sowie die Harnsäurebildung und Steinentstehung hemmen;
- den gesamten *Verdauungsapparat,* einschließlich Leber, Galle und Bauchspeicheldrüse, da sie die Produktion des Magen- und Darmsafts sowie die Tätigkeit der Leber, der Galle und der Bauchspeicheldrüse (Pankreas) anregen, pathologische Darmbakterien vernichten und das Wachstum der gesunden Kolibakterien fördern;
- die *Atemwege,* weil das ätherische Öl zu einem hohen Prozentsatz durch die Lungen ausgeatmet wird. Deshalb ist der Zwiebelsirup (siehe unten) bei Erkältungskrankheiten der Atemwege ein bewährtes Hausmittel. Er wirkt sowohl auf die Lungengefäße wie auch auf die Bronchien und Bronchiolen krampf- und schleimlösend, erleichtert den Auswurf und lindert den Hustenreiz.

Dennoch möchte ich es nicht versäumen, Ihnen einen Tipp zum Zwiebelschneiden zu geben. Falls Sie nichts Besseres wissen, probieren Sie einfach einmal Folgendes aus, um Tränen zu verhindern: Kurz vor dem Schneiden nehmen Sie einen Schluck Wasser oder, was meiner Meinung nach noch wirkungsvoller ist, einen Schluck roten, herben Landweins in den Mund. Die Tränen bleiben aus, solange Sie die Flüssigkeit auf der Zunge behalten.

Die Heilkraft der Zwiebel

Die desinfizierende Wirkung der Zwiebel ist seit dem Altertum bekannt. Weil sie gleichzeitig durchblutungsfördernde Stoffe enthält, wirkt sie besonders stark keimtötend und entzündungshemmend bei äußeren Infektionen der Haut und des Unterhautzellgewebes, zum Beispiel bei Abszessen und Furunkeln, bei Lymphdrüsenentzündungen, Frostbeulen, aber auch bei Haarausfall. Da die desinfizierende Kraft im Magen ebenso wirksam ist, werden nicht nur Entzündungs- und Eitererreger abgetötet, sondern auch die Spul- und Madenwürmer. Es gibt kein besseres und ungefährlicheres Mittel gegen Darmparasiten als eine Zwiebelkur (fragen Sie Ihren Arzt oder Heilpraktiker danach). Zudem ist die Zwiebel die fermentreichste Gemüsepflanze, die wir kennen. Sie enthält die Vitamine B und C, diverse Mineralstoffe und Spurenelemente sowie das Pflanzenhormon Glukokinin, so dass sie nicht nur bei Diabetikern eine heilsame Wirkung zeigt, sondern auch eine blutbildende Eigenschaft besitzt. Die Zwiebel wirkt also:

- kräftigend auf Magen und Darm,
- sekretionsanregend auf Magen und Darm, Leber, Galle sowie die Bauchspeicheldrüse,
- entwässernd, nierenfunktionsanregend,
- herz- und kreislaufanregend und -stärkend,
- desinfizierend auf den äußeren und inneren Organismus, keim- und wurmtötend,

- entzündungshemmend,
- durchblutungsfördernd,
- blutdruck- und blutzuckersenkend,
- regulierend auf Schilddrüsenüberfunktion,
- bei Mineral- und Fermentmangel,
- bei Vitamin-B- und -C-Mangel,
- bei Erkrankungen der Atemwege,
- beruhigend, entspannend und entkrampfend, besonders bei Depressionen,
- blutbildend,
- stuhlregulierend,
- appetitanregend sowie
- schmerzlindernd bei Bienen- und Wespenstichen.

Wir haben also in der Zwiebel eine Gemüsepflanze, die beinah allein ausreicht, um uns gesund zu erhalten.

Generell sei gesagt, dass die rote Zwiebel wirksamer ist als die weiße, die rohe besser als die gekochte. Bei ständiger Verwendung in der Küche zeigt die Zwiebel recht schnell ihre krankheitsverhütende Wirkung. Sind aber bereits Krankheiten aufgetreten, empfehlen sich die folgenden Anwendungsformen:

- bei *Erkrankungen der Atemwege* und bei *allen Erkältungskrankheiten:* Zwiebelsirup (siehe unten); falls keine Möglichkeit oder Zeit zur Anfertigung vorhanden ist, genügt es, rohe Zwiebeln gut durchgekaut zu essen;
- bei *Wassersucht:* Zwiebelweingeist gemäß Packungsbeilage einnehmen oder täglich, je nach Verträglichkeit, 30 bis 60 Gramm rohe Zwiebeln essen;
- bei *Entzündungen:* rohe Zwiebeln hacken, zerquetschen, mit wenig abgekochtem Wasser verdünnen und zu einem Brei verarbeiten, der auf die Haut aufgelegt wird.

Zwiebelsirup stellt man her, indem man etwa 0,15 Liter Wasser mit 100 Gramm gehackten Zwiebeln und 3 Esslöffeln Zucker langsam zum Köcheln bringt, bis sich der Zucker aufgelöst hat. Man gibt das Ganze durch ein Sieb in ein Glas mit Schraubverschluss und bewahrt es kühl auf. In der Regel nehmen Erwachsene dreimal 2 Esslöffel täglich, Kinder dreimal 1 Esslöffel.

Für den täglichen Bedarf können Sie aus kleingehackten Zwiebeln, Zitronensaft und etwas Oliven- oder Maisöl einen schmackhaften Zwiebelsalat zubereiten, der, frisch genossen, alle geschilderten Heilwirkungen auf den Körper entfaltet.

Frischer Zwiebelsaft, auf den Bienen- oder Wespenstich gegeben, lindert wie gesagt schnell den Schmerz. Bei Grippe hilft ein Zwiebelverband. Dabei belegt man Hals und Nacken dicht mit Zwiebelscheiben. Zwiebelsaft, mit Honig vermischt, ist ein gutes Nervenmittel.

Sollten diese Ratschläge aus der Volksheilkunde im einen oder anderen Fall nicht ganz den erhofften Erfolg bringen, wiederholt man das Ganze einfach zu einem anderen Zeitpunkt noch einmal. Bei einem akuten Problem sollte so oder so ein Arzt oder Heilpraktiker zurate gezogen werden.

Viele Menschen verdanken diesen wie anderen »Lebensheilmitteln« Linderung und Heilung ihrer Beschwerden, ohne irgendwelche Nebenwirkungen oder Komplikationen befürchten zu müssen. Allerdings kann es auch mal vorkommen, dass man den Genuss von Zwiebeln nicht verträgt. Die Folge sind heftig einsetzende Gärungsprozesse im Darm. Ernsthafte gesundheitliche Begleiterscheinungen sind jedoch kaum zu befürchten, sofern man dem Drang der Luftansammlung nachgibt, was in der Öffentlichkeit allerdings nicht immer problemlos möglich ist, ohne anrüchig zu werden …

Reis

Reis ernährt die Hälfte der Menschheit. Von mehr als 500 Millionen Tonnen, die alljährlich weltweit geerntet werden, stammen 90 Prozent aus den Ländern des Fernen Ostens und Südostasiens. Die restlichen 10 Prozent kommen etwa zur Hälfte aus Brasilien und den USA. Alle übrigen Länder, die Reis anbauen, erzeugen vergleichsweise unbedeutende Mengen, die überwiegend dem Eigenbedarf dieser Länder dienen. Nur etwa 4 bis 5 Prozent der Welternte gelangen in den Handel und ein verschwindend geringer Teil davon auf den deutschen Markt. Im Durchschnitt verzehren wir bei fallender Tendenz pro Kopf und Jahr weniger als 2 Kilogramm Reis.

Reissorten

Reis ist nicht gleich Reis. Es gibt vielerlei Sorten, die nach der Ernte wie jedes andere Getreide gedroschen werden. Dabei behalten die Körner ihre Schalen (Spelzen), in denen sie gewachsen sind. Nach einem Trocknungsprozess werden sie in Reismühlen der Erzeugerländer maschinell aufbereitet und kommen – noch ungeschält – als Braun- oder Naturreis in den Großhandel. Dort wird er gereinigt und verlesen, entweder in diesem Zustand als Vollreis angeboten oder nach stufenweiser Bearbeitung, meist abgepackt, unter verschiedenen Namen auf den Markt gebracht. Unter Vollreis ist das qualitativ unveränderte Naturprodukt zu verstehen, wie es beispielsweise in Reformhäusern erhältlich ist. An jedem einzelnen Korn haften noch der Keim und die unter der Außenhaut, dem Silberhäutchen, befindliche Aleuronschicht mit dem vollen Gehalt an Vitaminen, Mineralien, Spurenelementen und Ballaststoffen (griechisch *áleuron* = »Weizenmehl«).

Leider kann diese robuste, ohnehin weniger begehrte Qualität heute nicht mehr vorbehaltlos empfohlen werden, weil der Reis in den Erzeugerländern vielfach schon auf dem Halm mit Pestiziden besprüht wird. Außerdem werden viele Reisfelder zunehmend mit Klärschlamm gedüngt, der in unterschiedlichem Maße durch Schwermetallrückstände belastet ist. Über die besonders aufnahmefreudigen Büschelwurzeln der Reispflanze gelangen die Giftstoffe in die Fruchtstände. Bei weiterverarbeiteten Reissorten ist diese Gefahr geringer. In einem Schleifprozess, aus dem polierter Reis (Weißreis) hervorgeht, werden der Keim, das Silberhäutchen und ein Teil der darunter befindlichen Schicht entfernt, so dass allein der stärkehaltige, innere Teil des Korns zurückbleibt. Den Bearbeitungsprozess übersteht nur knapp die Hälfte der Körner unversehrt.

Bis zu einem Drittel des Gesamtgewichts muss als billiger Bruchreis ausgesondert werden, und der abgeschliffene Rest kommt, nach Gewinnung des Keimöls, als Kleie überwiegend der Viehwirtschaft zugute. Um den Anteil an Bruchreis zu vermindern, sind verschiedene Nassschleifverfahren entwickelt worden, bei denen kohlensaurer Kalk ($CaCO_3$) als Schleifhilfe dient. Als bestes hat sich das amerikanische Parboiling-Verfahren herausgestellt, wobei der Reis vor dem Polieren mit heißem Wasser und Dampfdruck eingeweicht wird (englisch *to parboil* = »halb gar kochen«). Dadurch vermindert sich einerseits der Anteil an Pestiziden und Schwermetallrückständen, andererseits wird ein Teil der in den äußeren Schichten des Korns vorhandenen Vitamine und Mineralstoffe auf diese Weise mobilisiert und ins Innere des Korns abgedrängt. Ein Vorgang, der nur dank der besonderen Molekularstruktur des Reiskorns möglich ist.

Aus naturheilkundlicher Sicht verdienen die Behandlungsverfahren des Reiskorns deshalb eine besondere Beachtung, weil Reis auch als Heilmittel verordnet wird. Patienten mit ungenügender Nierenfunktion, chronisch erhöhtem Blutdruck und Neigung zu Ödemen brauchen natriumarme Nahrung. Deshalb gewinnt der Reis, unser natriumärmstes Getreide, für diesen Personenkreis – zumindest zeitweilig – die Bedeutung eines Grundnahrungsmittels, das täglich verzehrt werden sollte.

Die Reis-Inhaltsstoffe sind gegen viele Erkrankungen hilfreich. Reis enthält alle wichtigen Aminosäuren, zahlreiche Mineralstoffe und Spurenelemente (Eisen, Zink, Kupfer, Mangan, Kalium, Phosphor, Magnesium und wenig Natrium) sowie verschiedene Vitamine: B_1, B_2, B_3, B_5, B_6, B_7, B_9 und E. Also sollte man ihn zumindest einmal wöchentlich auf dem Speiseplan erscheinen lassen, besser noch öfter.

Pro Person brauchen Sie normalerweise 30 Gramm, und wenn Sie die Körner über Nacht in kaltem Wasser vorweichen, benötigen sie am nächsten Tag nur 5 Minuten, um ihn gar zu kochen. Das Kochwasser sollte stets weggegossen werden. Der abgetrocknete Reis, mit Küchenkräutern gewürzt und einem Löffel Öl oder einem Stich Butter in der Pfanne kurz angebraten, ergibt eine köstliche Beilage zu vielerlei Gerichten.

Reisschleimkur mit Apfelkompott

Die Reisschleim-Apfelkompott-Kur wird überwiegend beim Beginn der Colon-Hydro-Therapie oder auch bei einer Entschlackungskur für zehn bis vierzehn Tage eingesetzt. Sie kann durch Aufquellen Verstopfung erzeugen. Bei Durchfallerkrankungen ist das ein wünschenswerter Effekt, vor allem wenn danach die Apfelkur angeschlossen wird. Bei normaler Verdauung oder Verstopfung sollte an eine zusätzliche Colon-Hydro-Therapie oder wenigstens an einen täglichen Einlauf gedacht werden. Dies säubert und stärkt den Darm, es ist daher das Mittel der Wahl bei Patienten mit starkem Fleischverzehr.

Zweck der Kur ist das Aufsaugen von Gift- und Schlackenstoffen während der Colon-Hydro-Therapie, wenn der Patient aus irgendwelchen Gründen keine Fastenkur durchführen möchte oder kann. Manchmal ist es sogar ratsamer, die Reisschleimkur dem Fasten vorzuziehen, aber diese Entscheidung kann nur der Therapeut fällen. Ein Vorteil liegt darin, dass keinerlei Krisen auftreten, was bei Fastenkuren häufig vorkommt. Es kann eine »normale« (handelsübliche) Qualität verwendet werden. Wir haben immer gern zu echtem Basmati-Reis geraten.

Die Durchführung ist denkbar simpel: Eine Tasse Reis mit sechs Tassen Wasser aufkochen und etwa anderthalb bis zwei Stunden auf kleiner Flamme zerkochen lassen. Das kann man so oft machen, wie man mag. Nebenher oder als Nachtisch gibt es Apfelkompott aus frischen Äpfeln, die jedoch nicht ganz zerkocht werden, so dass die Stücke oder Scheiben noch erkennbar sind. Eine Prise Zimt oder Ingwer rundet das Aroma ab. Sprechen Sie die Dauer dieser Kur mit Ihrem Arzt oder Heilpraktiker ab.

Kartoffeln

Die Heimat der Kartoffel ist Peru. Um das Jahr 1532 entdeckte sie der spanische Eroberer Francisco Pizarro auf Feldzügen in den Hochanden als Nahrungsmittel der indianischen Urbevölkerung. Die Inkas verstanden sich sogar auf das Herstellen einer Trockenkonserve, indem sie die Knollen einige Wochen lang tagsüber der prallen Sonne und nachts dem Hochgebirgsfrost aussetzten.

So erzielten sie eine haltbare Dauerware, um die Zeit zwischen den Ernten zu überbrücken. Soldaten Pizarros brachten die ersten Kartoffelpflanzen um 1550 nach Sevilla, aber den Nährwert der Knollen erkannte damals noch niemand. Man pflanzte die exotischen Stauden in Blumenbeete und hegte sie ihrer hübschen Blüten wegen.

Als sich aber herausstellte, dass die grünen Beerenfrüchte ungenießbar, ja sogar giftig waren, ließ das Interesse an den Fremdlingen schlagartig nach. Nur sehr langsam, eher zufällig, gelangten einige über die Pyrenäen nach Burgund. Von dort aus sollen Wandermönche sie nach Italien gebracht und auch nördlich der Alpen als Mitbringsel bekannt gemacht haben.

Nach Deutschland kam die erste Kartoffel, soweit nachweisbar, im Jahr 1588, als der weitgereiste Botaniker Carolus Clusius eine Kartoffelknolle als exotische Kostbarkeit im Botanischen Garten in Frankfurt am Main anpflanzte.

Im Dreißigjährigen Krieg (1618–1648) wurden die Hungersnöte in Deutschland zum Anlass, Kartoffeln als Volksnahrungsmittel einzuführen. In der Pfalz und im Vogtland entstanden die ersten Anbaugebiete, und Pfälzer Bauern nahmen Kartoffeln mit, als sie nach Brandenburg auswanderten, wo der Preußenkönig Friedrich II. den Nahrungswert der Knollen erkannte und ihren Anbau von Staats wegen befahl.

Der ernährungsphysiologische Wert der Kartoffel

Der ernährungsphysiologische Wert der Kartoffel, die zu drei Vierteln aus Wasser besteht, in dem etliche Vitamine und Mineralien gelöst sind, beruht hauptsächlich auf ihrem Gehalt an Kohlenhydraten. Auf 100 Gramm verzehrbare Substanz sind im Zellgewebe der Knollen, je nach Sorte, zwischen 15 und 28 Prozent Stärke (Kartoffelmehl) eingelagert. Da unser Verdauungstrakt diese Stärke, im Unterschied zum Mehl zerquetschter Getreidekörner, jedoch nicht in rohem Zustand verwerten kann, müssen wir Kartoffeln, in welcher Form auch immer sie verzehrt werden sollen, vorher braten, dünsten, frittieren oder kochen, um die Stärke aufzuschließen.

Dabei wird in jedem Fall die Temperaturgrenze überschritten, die Vitamine und Mineralien unbeschadet überstehen. Am geringsten bleiben die Verluste, wenn die Knollen ungeschält über Wasser als Pellkartoffeln gedünstet werden. So wird die nahrhafte Stärke, die den Sättigungswert der Kartoffel ausmacht, trotz des Quellens innerhalb der Schale wohlverwahrt zurückgehalten, wogegen bei der herkömmlichen Zubereitungsmethode, geschälte und zerschnittene Kartoffeln in Salzwasser gar zu kochen, ein großer Teil der Stärke ins Kochwasser gelangt und mit dem Abgießen verlorengeht.

Noch heute gilt die Kartoffel in Deutschland nach Milch und Brot als wichtigstes Grundnahrungsmittel. Mehr als hundert Sorten werden angebaut, aber der Verbrauch pro Kopf und Jahr ist mit weiterhin fallender Tendenz auf etwa 60 Kilogramm zurückgegangen, was einem knappen Tagesverzehr von nicht ganz 200 Gramm entspricht, wovon etwa 40 Prozent auf Fertigprodukte wie Kartoffelchips und ähnliche Industrieerzeugnisse entfallen.

Die Kartoffel – ein Nachtschattengewächs

Botanisch gehört die Kartoffel *(Solanum tuberosum)* ebenso wie Tomate, Paprika, Aubergine, Tabak (!), Tollkirsche und viele andere zur weltweit verbreiteten Familie der Nachtschattengewächse. Natürlich sollte man nicht die oberirdisch wachsenden Blätter, Blüten oder Beeren verzehren, da sie das Alkaloid Solanin enthalten. Übelkeit kann schon nach einem Pfund grüner Kartoffeln auftreten, allerdings müsste man, um zu einem lebensbedrohlichen Zustand zu geraten, bei den heutigen Züchtungen über 10 Kilogramm davon essen. Wer tut das schon?

Gefährlicher dagegen sind grüne Tomaten, da kann bereits, je nach Gehalt der einzelnen Pflanze, eine geringere Dosis tödlich sein. Dabei treten Angstzustände, Atemnot, Bewusstlosigkeit und Krämpfe auf. Vergiftungen sind aber auch hier eher unwahrscheinlich, denn die wenigsten werden es schaffen, eine entsprechend große Menge in relativ kurzer Zeit zu vertilgen. Im Allgemeinen kommt es außerdem vorher zum Erbrechen.

Dennoch ist das Ganze nicht zu verharmlosen, vor allem dann, wenn es um Kinder geht. Ich selbst habe vor langer Zeit schon einmal an einem Nebentisch eine junge Mutter freundlich auf dieses Problem hingewiesen, die ihre Tochter und sich mit unreifen Tomaten fütterte. Ich weiß nicht, woran es lag, dass mir der Teller fast um die Ohren geflogen wäre und ich plötzlich das Gefühl hatte, das Zentrum öffentlichen Interesses zu sein. Wahrscheinlich die Folge einer mir nicht bekannten Nebenwirkung grüner Tomaten oder doch eher meiner etwas dürftigen Spanischkenntnisse? Auf jeden Fall mache ich sicherheitshalber um alles, was mit grünen Tomaten zu tun hat, einen großen Bogen und mische mich so wenig wie möglich ungebeten in anderer Leute Angelegenheiten ...

Gemüse

An mehr als dreihundert Gemüsearten, die weltweit angebaut werden, ist die deutsche Landwirtschaft mit ungefähr einem Fünftel beteiligt. Die Anzahl der Sorten ist freilich bedeutend höher. Gegenwärtig verwendet unsere Küche etwa 800 Sorten, die zum großen Teil nicht aus heimischem Anbau stammen, sondern aus tropischen und subtropischen Ländern importiert werden.

Unser Gesamtverbrauch an Gemüse beträgt bei steigender Tendenz pro Kopf und Jahr rund 85 Kilogramm, die, auf den Tagesverzehr umgerechnet, bescheidene 233 Gramm ergeben.
Aus diesen Zahlen ist erkennbar, dass unser schmaler Konsum an pflanzlicher Kost einen Schwachpunkt unserer Ernährung darstellt. Obwohl fast allgemein bekannt ist, dass Gemüse als wichtiger Vitaminspender, wenn irgend möglich, roh oder gedünstet verzehrt werden sollte, ist der Trend zu weitgehend vorbereiteten Halbfertigerzeugnissen, Konserven und Tiefkühlkost leider unverkennbar.
Geringere Umstände beim Einkauf, die gesparte Arbeit des Verlesens und Putzens marktfrischer Ware, vermiedene Abfälle und nicht zuletzt verminderter Zeitaufwand bei der Zubereitung begünstigen diese Entwicklung. Aus den unbestreitbaren Vorteilen haben sich veränderte Konsumgewohnheiten herausgebildet. Die mineralstoffarmen und weitgehend vitaminleeren Speisen können nicht mehr im nötigen Maße sättigen, und darum meldet sich zwischen den Mahlzeiten immer öfter ein »Hüngerchen«. Mit Fast Food kann dem zwar oberflächlich abgeholfen werden, aber das Defizit an lebensnotwendigen Substanzen wie Mineralien, Spurenelementen und Vitaminen, die dem Organismus mehr und mehr fehlen, wird damit nicht kompensiert.
So schleicht sich mit der Zeit trotz übermäßiger Nahrungszufuhr eine Mangelsituation ein, die je nach körperlicher Anlage und Empfindsamkeit früher oder später zum Ausgangspunkt eines chronischen Leidens werden kann, nach dessen Ursachen die etablierte Medizin in der Regel vergeblich fahndet.

Kaum noch Saisonware

Nur ein verschwindend geringer Teil unseres Gemüsekonsums besteht heute noch aus Marktware, die zu bestimmten Jahreszeiten im Freiland geerntet und von den Erzeugern auf Wochenmärkten zum Verbraucher gelangt.

Unsere Gemüse sind also keine Saisonartikel mehr. Zweifellos liegt ein Vorteil darin, sie als Konserven oder Tiefkühlkost zu jeder Jahreszeit in immer gleichbleibender Qualität erwerben zu können. Die Tatsache aber, dass diese haltbar gemachten Waren zum allergrößten Teil nicht aus heimischem Freilandanbau stammen, sondern Treibhauserzeugnisse sind, die aus aller Welt mit den Nachteilen des Unterglasanbaus importiert wurden, ist nur wenigen bewusst.

Worin diese Nachteile bestehen, ist leicht zu erklären: Jedes Treibhaus ahmt Verhältnisse nach, die in der Natur nur saisonbedingt vorkommen. Frühlingshafte Wärme und hochstehende Sommersonne herrschen übers ganze Jahr. Frischer Wind und warmer Regen werden nach Bedarf erzeugt, ja selbst der Unterschied zwischen Tag und Nacht scheint im Gewächshaus aufgehoben, denn 24 Stunden Tageslicht können mühelos simuliert werden. Was die in solch klimatischen Paradiesen unaufhaltsam wachsenden Pflanzen dem Boden entziehen, lässt sich durch künstlichen Dünger in jeder beliebigen Menge leicht ersetzen.

So reifen im Glashaus Gemüse heran, die mit frischem Aussehen und makellosem Wuchs manches Freilandgewächs, das den Unbilden der Witterung und Schädlingsbefall widerstehen musste, oberflächlich betrachtet, in den Schatten stellen.

Qualitätsunterschiede treten deutlich erst zutage, wenn die Inhaltsstoffe analysiert und verglichen werden. Der Gehalt an Vitalsubstanzen, Mineralien, Spurenelementen und Vitaminen, die den Nährwert der Gemüse ausmachen und auch weitgehend ihren Geschmack bestimmen, lässt bei künstlich hochgezüchteten Pflanzen erheblich zu wünschen übrig.

Treibhauserzeugnisse lassen sich leichter verarbeiten als Freilandware. Es gibt kaum Abfälle, und ihr tadelloses Aussehen sichert flotten Absatz. Soweit das Konservieren in Dosen oder Gläsern beabsichtigt ist, wird das Gemüse nach dem Abfüllen und Verschließen der Behältnisse für die Dauer von mindestens 15 Minuten einer Temperatur von über 120 Grad Celsius ausgesetzt, dadurch keimfrei gemacht und zugleich gar gekocht. Empfindliche Inhaltsstoffe, speziell Vitamine, überstehen diese Behandlung allerdings nicht. Die Substanz der auf diese Art konservierten Lebensmittel wird im Wesentlichen auf Ballaststoffe reduziert, die zwar auch nötig sind, aber keinen nennenswerten echten Nährwert mehr haben.

Soll die Ware als Tiefkühlkost in den Handel kommen, wird sie bei minus 25 bis minus 40 Grad schockgefroren und muss anschließend auf mindestens minus 18 Grad gehalten werden, bis der Verbraucher sie auftaut. Diese Handelsform verlangt eine lückenlose Kühlkette mit stets gleichbleibender Temperatur von minus 18 Grad, die ab dem Lager des Herstellers über Transportwege und Zwischenläger bis zum Verkauf an den Endverbraucher niemals unterbrochen werden darf, um die Qualität der Erzeugnisse nicht zu gefährden.

Wenn die Erfordernisse erfüllt sind und die Ware im Übrigen mangelfrei ist, bleiben die Verluste an Nährwert, Vitaminen und sonstigen Inhaltsstoffen relativ gering. Demnach ist tiefgekühltes Gemüse – sofern es aus zuverlässigen Geschäften stammt, wo die Ware in modernen Tiefkühleinrichtungen bereitgehalten wird – solchen Konserven qualitativ weit überlegen, die durch Hitze haltbar gemacht wurden.

Bioware und Selbstanbau

In Anbetracht der wirtschaftlichen Entwicklung, zunehmend schrumpfender Landwirtschaft und gleichzeitiger Verstädterung der Wohngebiete wird für den Gemüseeinkauf bei der einen oder anderen vorgefertigten Art der Ware zugegriffen, wie sie in Supermärkten angeboten wird. Trotzdem lohnt es sich, möglichst einen Bioladen auszumachen beziehungsweise an Stadträndern und in den noch ländlich strukturierten Gebieten nach Landwirten und Gärtnereien Ausschau zu halten, die auf ökologischer Basis wirtschaften und meist einige der öfter nachgefragten Gemüsesorten aus ihrem biologisch-dynamischen Anbau anbieten. Grüner Salat, Möhren, Wirsing und etliche Kohlsorten sollten, wenn irgend möglich, aus solch naturnaher Erzeugung erworben werden und regelmäßig auf den Tisch kommen, um, wenn es nicht anders geht, wenigstens einen Teil der durch vorgefertigte Kost verursachten Mängel zu kompensieren.

Eine andere, wesentlich vernünftigere Methode, von der mir ein Patient einmal vor ein paar Jahren erzählte: Versuchen Sie, sich mit Ihren Nachbarn, Freunden oder Bekannten in Ihrer Umgebung zu organisieren. Fragen Sie Bauern in Ihrer Nähe, ob sie Ihnen ein Stück Land möglichst günstig verpachten. Lassen Sie sich von einem Fachmann beraten, was für Gemüse wann gesät werden sollte und worauf Sie bei den einzelnen Sorten achten müssen. Stellen Sie sich Ihre Lieblingsliste an Gemüse zusammen und planen Sie das Ganze mit den anderen. Nachdem Sie alle nötigen Informationen haben, besprechen Sie untereinander die Aufgabenverteilung und den Einsatz der vorhandenen Finanzmittel (Pacht, Bewässerung, Samen, Pflänzchen und so weiter). Um nicht zu viel Lehrgeld zahlen zu müssen, holen Sie sich öfter mal fachmännischen Rat.

Wenn Sie alles geregelt haben und über die wichtigsten Informationen verfügen, fangen Sie einfach an. Das ist eine nutzvolle und über die Darmgesundheit hinausgehende heilkräftige Freizeitbeschäftigung für die ganze Familie an frischer Luft, bei der Sie noch freundschaftliche Kontakte pflegen und neue knüpfen können.

Sicher werden Rückschläge nicht ausbleiben, aber man beißt sich da locker durch. Uns erging es vor fünf Jahren auch nicht viel anders, als meine Frau und ich unser erstes Biogemüse anpflanzten. Heute decken wir mittlerweile mit relativ geringem Aufwand unseren gesamten Eigenbedarf mit den abenteuerlichsten Gemüsesorten, die wir in Hochbeeten anbauen. Ich kann Ihnen versichern, es lohnt sich mehr, als wir uns das hatten vorstellen können. Und der Geschmack ist unbezahlbar, genauso wie der Kontakt zur Natur.

Ein kleines Problem könnte vielleicht die Umstellung der Geschmäcker von »industriell« auf »biologisch« sein. Ein Problem, das mir auch immer wieder einmal in der Praxis begegnete. Aber nach anfänglichem Widerstand ist die jüngste Bevölkerungsschicht häufig viel vernünftiger, als man ihr so zutrauen möchte.

Gemüse im Glas

Eines Tages kam eine Mutter mit ihrem vierjährigen Sohn in die Praxis. Tobias war sein Name. Er hatte rote Haare und Sommersprossen. Seine Mutter schob ihn im Kinderwagen, da er vor lauter Schmerzen nicht laufen konnte. Er eroberte zwölf Praxisherzen im Flug, die von zehn Mitarbeitern, meiner Frau und mir. Tobias war an einem speziellen Rheuma erkrankt und musste schon kurz nach seiner Geburt in ärztliche Behandlung. Eine Kinder-Rheumaklinik war schon fast zu seinem zweiten Zuhause geworden.

Seine Mutter hörte von mir und begann mit ihm eine Therapie. Tobias war ein Musterpatient, bis auf eins. Er mochte kein Gemüse und aß nur wenig Obst. Leider hatte man in dieser Klinik nichts Besseres gewusst, als ihn mit Quarkprodukten und synthetischen Rheumapräparaten innerlich und äußerlich zwei Jahre lang vollzupumpen. Das musste sofort geändert werden. Akupunktur, naturheilkundliche Medikamente, Laserbehandlung, ja sogar das schmerzhafte Baunscheidtieren (ein altes Verfahren zur Ausleitung von Giften über die Haut) und die Injektionen, die ich ihm leider verabreichen musste, nahm er hin, ohne zu klagen. Nur die auch entscheidende Enthaltsamkeit von allen tierischen Produkten bei rheumatisch entzündlichen Prozessen schien er nicht mitmachen zu wollen.

Ich hatte irgendwann einmal etwas von Gemüse im Glas gehört, ich weiß nicht mehr, woher. Also machte ich der Mutter den Vorschlag, Tobias auf der einen Seite das Gemüse, mit etwas Honig versehen, zu geben, auf der anderen Seite die Süßigkeiten und Milchprodukte zu reduzieren, so schnell es ging. Tobias ließ sich auf den Handel ein; und dank der Hartnäckigkeit der Mutter war er schneller auf vegetarischer Kost, als ich erhoffen konnte.

Dazu muss ich erwähnen, dass im Falle rheumatischer und anderer stoffwechselbedingter Erkrankungen die Leber und nicht mehr der Darm im Vordergrund steht und auch der Schwerpunkt einer Behandlung darauf ausgerichtet sein sollte. In diesem Fall ist es besser, viele kleine Mahlzeiten zu sich zu nehmen und vor allem auf jegliches tierische Eiweiß zumindest für ein Jahr zu verzichten. Täglich brachte Tobias sein »Gigl« mit, wie wir es mittlerweile nannten. Er ließ sich von allen bestaunen, wie er seine Fortschritte machte, und er war glücklich mit einem Stück Brokkoli, Karotte oder Sellerie, manchmal mit, manchmal ohne Honig. Wenn er Abwechslung brauchte, kam er mit Obst im Glas. Milchprodukte und Süßigkeiten gehörten der Vergangenheit an.

Irgendwann einmal rumpelte irgendetwas um die Ecke des Eingangs der Praxis. Ich erblickte einen blauen Kinderwagen, darin ein Fläschchen Tee und Gigl. Dahinter tauchte Tobias auf. Fluchend: Der Wagen hatte Bekanntschaft mit dem Türrahmen gemacht. Tobias konnte also wieder schmerzfrei gehen.
Nach der Behandlung telefonierte ich noch oft mit der Mutter. Die Rheumaklinik hatte während der gesamten Zeit Tobias' Werte kontrolliert und bezeichnete es schon fast als ein Wunder, wie schnell sich diese normalisiert hatten. Es ging ihm tatsächlich mittlerweile so gut, dass ich alle Medikamente absetzen konnte. Ein paar Monate später erreichte mich ein Anruf, dass sich Tobias beim Fahrradfahren das Schlüsselbein gebrochen hatte. Zuerst stand ich etwas auf dem Schlauch, bis ich endlich begriff, was mir die Mutter soeben voller Freude mitgeteilt hatte …!

»Gigl«

Als »Gigl« bezeichnen wir Gemüse im Glas: Blumenkohl, Brokkoli, Erbsen, Möhren – alles, was das Herz begehrt. Wenn man es gewohnt ist, je nach Sorte roh, ansonsten gedämpft und danach luftgetrocknet oder kurz in heißes Wasser gehalten, um in der Anfangsphase den Darm zu entlasten und sich langsam von weicher Kost auf härtere umzustellen. Bei Bedarf mit Kräutern oder mit Obst kombiniert, stellt man als Dip ein kleines Gläschen Honig dazu. Ihrer Phantasie sind keine Grenzen gesetzt, und Ihren Geschmacksnerven wird eine ganz neue Welt eröffnet.
»Gigl« schmeckt in der Schule, als Fernsehsnack und auf der Reise. Sollten Sie es auch noch hinkriegen, das alles weitgehend oder gänzlich giftstofffrei zu beziehen, dann haben Sie einen großen Schritt in Richtung Gesundheit getan.

> Kleine Anmerkung: Auch Kinder, selbst wenn sie nur noch auf »süß« stehen sollten, können mittels »sauer« geschmacksmäßig wieder auf neutralen Kurs gebracht werden. Als Beispiel könnte man das Gemüse in Apfelessig einlegen und so lange leicht mit unterschiedlichem Honig variieren, bis der Geschmack »süß-sauer« angenommen wird.
>
> Ein nicht zu überbietender Nebeneffekt für Schüler und Studenten, den ich noch nicht erwähnt habe: Der Kopf wird klarer, das Lernen fällt leichter. Und die Abschlüsse, Zeugnisse? Lassen Sie sich überraschen, auch wenn es etwas Zeit benötigt, bis Mutter Natur alles wieder geordnet hat.
>
> Beim nochmaligen Durchlesen der letzten beiden Absätze fällt mir gerade auf, dass das Ganze sich wie ein Werbetext liest, Reklame für ein Produkt, das an Gesundheitseffekten nicht zu überbieten ist, dabei kostengünstig und auf jeden Geschmack individuell zugeschnitten. Perfekt also in allen Lebenslagen und nicht nur für Kinder, Schüler und Studenten gedacht.

Mittlerweile ist an vielen Schulen das bereits im Jahr 2008 von der EU-Kommission vorgeschlagene Schulobstprogramm angelaufen, nach dem Schüler kostenlos frisches Obst und Gemüse erhalten und unter Anleitung zubereiten. Gratuliere, endlich mal ein wichtiger Schritt in Richtung »Volksgesundheit«. Ich hoffe nur, dass sich dieser Gedanke bundesweit durchsetzen wird und nicht bei den ersten Hürden von den Gegnern wieder torpediert werden kann. Es geht um mehr. Da kann man sich nur wünschen, dass die Eltern diese Aktion tatkräftig unterstützen, vielleicht mit »Gigl« im Vorschulalter, um schon mal den Grundstein für ein gesundes späteres Leben zu legen.

Hülsenfrüchte

Unter der Bezeichnung »Hülsenfrüchte« fasst die Botanik die Samen von Pflanzenarten zusammen, die keine Einzelfrüchte hervorbringen, sondern schmale Schoten, in denen mehrere, oft sogar zahlreiche Samen gleichzeitig heranreifen. Aus der ethnologischen Forschung wissen wir, dass fernöstliche Völker schon vor achttausend Jahren allerlei Hülsenfrüchte gegessen haben; und soweit uns Funde oder Aufzeichnungen aus der westlichen Welt erhalten geblieben sind, die alle ziemlich einheitlich viertausend Jahre zurückdatierbar sind, gehören Bohnen, Erbsen und Linsen neben den Getreidearten zu den ältesten Pflanzen, die für die menschliche Ernährung kultiviert worden sind.

So fanden sich Puffbohnen, auch »dicke«, »Sau-« oder »Speckbohnen« genannt, um etwa 2000 v. Chr. als Beigaben in ägyptischen Königsgräbern und gleichzeitig bei den Pfahlbauten der europäischen Jungsteinzeit am Bodensee. Dort und in den Balkanländern wurden zur selben Zeit Erbsen angebaut, und bei den Völkern des Mittelmeerraums gehörten Linsen zur täglichen Nahrung, wie zum Beispiel im Alten Testament berichtet wird, dass Jakob um ein Linsengericht seinem Bruder Esau das Recht der Erstgeburt abkaufte (Genesis 25, 27–34).

Bis in die jüngsten Phasen der Neuzeit müssen Hülsenfrüchte sehr beliebte Nahrungsmittel gewesen sein, denn anders sind ihre weltweite Verbreitung und die große Zahl offenbar gezüchteter Sorten nicht zu erklären. Erst in neuerer Zeit geht der Verbrauch getrockneter Erbsen, Bohnen und Linsen beständig zurück. Dem statistischen Durchschnitt zufolge wird gegenwärtig in Deutschland pro Kopf und Jahr nur ein Kilogramm Hülsenfrüchte verzehrt.

Inhaltsstoffe der Hülsenfrüchte

Ernährungswissenschaftlich gesehen, ist das ausgesprochen ungünstig, denn Hülsenfrüchte sind wertvolle Proteinlieferanten. Die Pflanzen, deren Samen sie sind, können nämlich den Luftstickstoff mit Hilfe von Knöllchenbakterien an ihren Wurzeln über eine Zwischenstufe, die aus lebenswichtigen Aminosäuren besteht, in Eiweiß umwandeln. 100 Gramm weiße Bohnen enthalten beispielsweise ebenso viel Eiweiß wie 100 Gramm mageres Kalb-, Rind- oder Schweinefleisch, zusätzlich aber etwa 50 Gramm Kohlenhydrate, die den Fleischsorten fehlen.

Allen Hülsenfrüchten gemeinsam ist der verhältnismäßig hohe, aber unterschiedliche Gehalt an pflanzlichem Eiweiß und Kohlenhydraten in Form verschiedener Zuckerarten (Glucose, Fructose) und einigen Vitaminen, speziell Vitamin C, dessen Menge während der Lagerung aufs Doppelte und Dreifache ansteigen kann, wenn die Samen zu keimen beginnen.

Die Schalen sind als Ballaststoffe willkommen, aber bei Patienten mit empfindlicher Darmschleimhaut nicht unbedenklich. Deshalb ist in solchen Fällen empfehlenswert, auf die Schalen zu verzichten und geschälte Hülsenfrüchte in gemahlenem Zustand zu verzehren, wobei vielerlei Küchenkräuter und Gewürze zu herzhaften Pürees beitragen können.

Zuweilen wird im Hinblick auf bestimmte Giftstoffe vor Hülsenfrüchten, speziell vor Bohnen, gewarnt. Gemeint ist ein giftig wirkender Eiweißbestandteil roher Bohnen (Phasin), der in den heute angebauten Sorten, wenn überhaupt, nur noch in unschädlichen Spuren vorkommt, die durch Kochen vollständig zerstört werden. Trotzdem ist es ratsam, das Kochwasser der Hülsenfrüchte stets wegzugießen, weil immerhin Rückstände von Düngemitteln und Pestiziden darin enthalten sein könnten. Vorsicht ist auch bei jeder Form von Verdauungsbeschwerden geboten.

Bei allen Gemüsesorten, die nicht nachweislich biologisch-dynamisch angebaut wurden, besteht heute der Verdacht auf Belastung durch Agrochemikalien und Schwermetallionen aus Luft und Boden.

Ausgenommen Erbsen, sollten Hülsenfrüchte nicht in frisch gepflücktem Zustand gegessen werden.

Ein Brotaufstrich aus Linsen

Probieren Sie doch einmal einen rein pflanzlichen Brotaufstrich, den »Nusslibap«. Dazu benötigen Sie eine Tasse Linsen, fünf ungeschwefelte getrocknete Aprikosen, eine Tasse Haselnüsse sowie zwei reife Bananen.

Die Linsen lassen Sie mit den Aprikosen und einer guten Tasse Wasser köcheln, bis die Linsen weich sind. In der Zwischenzeit mahlen Sie die Haselnüsse. Nach und nach geben Sie alles in den Mixer oder pürieren es von Hand.

»Nusslibap« benötigt keine künstliche Süße und hält sich im Kühlschrank zehn Tage, bevor es sauer wird. Der Geschmack erinnert ein wenig an Nougat – mit dem Vorteil, um einiges gesünder zu sein. Köstlich schmeckt der Aufstrich auf Knäckebrot.

Kern- und Steinobst

Kernobst

Alle Kernobstsorten stammen ursprünglich aus Zentralasien, wo ihre Wildformen schon im 2. Jahrtausend v. Chr. nach und nach in Kultur genommen wurden. Sie gelangten im Verlauf langer Zeiträume nach Europa. Die heutige Sortenvielfalt beruht auf

botanischer Forschung und der hochentwickelten Veredelungstechnik in Baumschulen, die sich darauf spezialisiert haben, durch gezieltes Kombinieren wünschenswerter Eigenschaften immer bessere und widerstandsfähigere Qualitäten zu züchten.
In Deutschland wachsen etwa sechzehn Millionen Apfelbäume, wovon nur noch wenige als Hochstämme auf bäuerlichen Streuobstwiesen stehen oder verkehrsarme Landstraßen säumen. Was diese Bäume an Obst hervorbringen, wird heute kaum noch geerntet oder als Fallobst gesammelt, obwohl es sich in der Regel um Früchte handelt, die ungespritzt geblieben sind und an ihren Standorten keine Rückstände von Kunstdünger enthalten. Im Aussehen vermögen sie allerdings nicht mit modernen Tafelobstsorten zu konkurrieren, die, gewerbsmäßig auf halbhohen Stämmchen oder als Spalierobst gezogen, mühelos geerntet werden können.
Ehedem, als der Obstanbau zumeist keine Erwerbsgrundlage darstellte, ward diesem Zustand weniger Bedeutung beigemessen; ein paar Ernteschäden nahm man klaglos hin. Heute hingegen, wo in Obstplantagen dicht an dicht gepflanzte Monokulturen optisch makellose Erträgen erbringen müssen, stellt chemische Schädlingsbekämpfung im Hinblick auf Lebensmittelhygiene und Umweltschutz ein Problem dar, womit der Obstbau sich alljährlich immer wieder zu befassen hat.
Alle Chemikalien, gleichgültig, wo und auf welche Weise sie eingesetzt werden, haben außer den erwünschten Effekten auch Nebenwirkungen, die von Fall zu Fall verschieden ausfallen können. Was auf Blüten, Blätter und Zweige versprüht wird und nicht sofort restlos verdunstet, fließt mit dem nächsten Regenguss zur Erde, versickert dort und beeinträchtigt das Wirken der unterirdisch angesiedelten Mikroorganismen, von deren gesunder Vielfalt die Güte des Bodens abhängt. Schließlich saugen Wurzeln die hochverdünnten Chemikalienrückstände auf,

und so gelangt einiges, was von außen her auf Parasiten giftig wirken sollte, mit dem Säftestrom ins Innere des Pflanzenhaushalts. Wen wundert es da noch, dass Äpfel gelegentlich einen undefinierbaren Beigeschmack haben? Bevorzugen Sie daher Produkte, die Sie direkt von einem biologisch orientierten Bauern oder aus dem Bioladen beziehen (siehe auch den Abschnitt über Äpfel).

Steinobst

Alle Steinobstarten wie Kirschen, Pflaumen, Pfirsiche und Aprikosen stammen von Wildformen ab, die wie gesagt schon Jahrhunderte vor unserer Zeitrechnung im Orient und in Kleinasien heimisch waren, obwohl ihre Urheimat viel weiter östlich, in Zentralchina, vermutet wird. Wie viele andere Pflanzen gelangten sie durch die Kriegszüge Alexander des Großen über den Kaukasus nach Griechenland, wo sie nach und nach in Kultur genommen und auf vielfältige Weise verändert worden sind.
Als besonders formenfreudig hat sich der Kirschbaum erwiesen. Durch überkreuzendes Bestäuben und trickreiche Veredelungstechniken sind rund 300 Sorten entstanden, die allesamt auf die immer noch vorhandenen Stammformen zurückgehen, die süß schmeckende Vogelkirsche und die säuerliche Weichselkirsche.

Mit der Herkunft unserer Pflaumenbäume verhält es sich ebenso wie mit den Kirschen. Wildformen, von denen sie abstammen, sind heute noch in den orientalischen Ländern und im Kaukasus anzutreffen.
In der Kultur hat sich die Pflaume in ähnlicher Weise wie die Kirsche als äußerst variabel erwiesen. Ihre Besonderheit liegt dar-

in, die Kunst des Züchters mit Früchten zu belohnen, denen man die Abkunft vom Pflaumenbaum erst auf den zweiten Blick ansieht. Bei Eierpflaumen, Mirabellen und Reneclauden, um nur einige zu nennen, handelt es sich im Grunde um nichts weiter als Varietäten der Pflaume, die durch Sortenkreuzung und veredelndes Züchten entstanden sind.

Als Spezialität gibt es einige Pflaumensorten, die weniger zum Rohverzehr als zum Dörren bestimmt sind. Durch den Trocknungsvorgang gewinnen sie bis zum Fünffachen ihres ursprünglichen Gehalts an Fruchtzucker, und es wird in ihnen eine Eigenschaft aktiviert, die das menschliche Verdauungssystem anregt. Getrocknete Pflaumen wirken als mildes, völlig unschädliches Abführmittel, das in jedem Lebensalter unbedenklich empfohlen werden kann.

Obwohl der Pfirsichbaum als Beutegut aus den antiken Perserkriegen auf die gleiche Art nach Europa gelangt ist wie alle anderen Steinfruchtgewächse, blieb seine hauptsächliche Verbreitung in der Alten Welt auf die Randzonen des Mittelmeers beschränkt. Es gelang bisher nicht, die in seinem Erbgut stabil verankerte Empfindlichkeit gegen niedrige Temperaturen so abzuwandeln, dass neugezüchtete Sorten winterfest wurden. Mithin hat der Pfirsichanbau nördlich der Alpen kaum gewerbliche Bedeutung erlangt, sondern blieb mehr oder weniger eine private Liebhaberei in klimatisch bevorzugten Gegenden.

Botanisch ist der Pfirsich eine Abart der Mandel, die durch allmähliches Anzüchten von saftigem Fruchtfleisch veredelt wurde. Die Sortenvielfalt ist kaum zu überblicken. Es wird zwischen weiß- und gelbfleischigen, steinlösenden und -haftenden Früchten unterschieden.

Da sie nur begrenzt lagerfähig und sehr transportempfindlich sind, werden rund 80 Prozent der Welternte in den Erzeuger-

ländern zu Konserven verarbeitet und überwiegend in Weißblechdosen auf den Markt gebracht.
So erklärt sich, dass die in der Konservenindustrie abfallenden Pfirsichkerne als billiger Ersatz für Mandeln, von denen sie sich im Geschmack kaum unterscheiden, zur Herstellung von Persipan verwandt werden können, während die wesentlich teureren Mandelkerne den Grundstoff für echtes Marzipan darstellen.

Die mit dem Pfirsich verwandte Aprikose ist bei uns bis ins hohe Mittelalter nicht als selbständige Art, sondern als ein mehr oder weniger aus der Art geschlagener Pfirsichwildling angesehen worden. Erst seitdem die Unterschiede botanisch definiert sind und der Baum an vielen Orten in Kultur genommen wurde, konnten einige der in seinem Erbgut schlummernden Anlagen mit dauerhaftem Erfolg geweckt werden.
Es gibt uralte Erfahrungen aus der Volksheilkunde, die bei an Darmträgheit, empfindlichem Magen oder Leber-Galle-Beschwerden leidenden Patienten nach dem Verzehr getrockneter Aprikosen von Erleichterungen berichten. Es handelt sich um den gleichen Effekt verdauungsfördernder Eigenschaften wie zum Beispiel bei getrockneten Pflaumen und anderen faserhaltigen Nahrungsmitteln, die unsere Darmbakterien in Schwung bringen und damit zum Handeln anregen.
Es muss jedoch eine Warnung ausgesprochen werden: Nach dem Verzehr von Steinfrüchten darf man niemals viel Flüssigkeit trinken, denn sonst gärt es verstärkt im Bauch. Schmerzhafte Koliken sind das geringste Übel, das einem bei der Wasser-Steinfrucht-Kombination passieren kann. Also: entweder hinterher etwas mit dem Trinken pausieren oder, falls man Durst bekommt, nur schluckweise trinken.

Beerenobst

Im Unterschied zu den Kern- und Steinobstsorten, die schon in der Antike und früher bekannt waren, haben unsere Beerenfrüchte wohl keine so weit zurückreichende Geschichte im Hinblick auf die Gesundheit. Erst im Mittelalter tauchen ihre Namen in Kräuterbüchern auf, meist im Zusammenhang mit Empfehlungen aus der Volksheilkunde.

Stachelbeeren

Der Stachelbeerstrauch war ursprünglich ein Wildling mit kleinen, borstig behaarten Früchten, denen kaum Geschmack abzugewinnen war. Erst als der Strauch im 16. Jahrhundert für die Heilkunde kultiviert wurde, begann das Züchten attraktiver Gartenformen, die auch größere Beeren hervorbrachten. Aber um die letzte Jahrhundertwende gab es einen empfindlichen Rückschlag. Der Stachelbeermehltau, eine durch Pilze verursachte Pflanzenkrankheit, breitete sich seuchenartig über ganz Europa aus, so dass die Sträucher vernichtet werden mussten. Die heutigen Stachelbeersträucher stammen überwiegend aus Neuzüchtungen weiterentwickelter Sorten, denen unter anderem die Erbanlage »borstig behaarte Früchte« fast restlos weggezüchtet wurde.

Die säuerlich-süßen Beeren kommen in vielerlei, neuerdings auch kernlosen Sorten auf den Markt. Neben ihrem Zuckergehalt ist die Stachelbeere reich an organischen Säuren und Vitaminen, wodurch sie auch zur Weinherstellung geeignet ist.

In der Heilkunde wird sie wegen ihrer blutreinigenden, harntreibenden und abführenden Wirkung geschätzt. Ihre hauptsächliche Wirkung übt sie auf den Dickdarm aus. Sie regt die Mineralstoffüberleitung ins Blut an und ist verdauungsfördernd.

Johannisbeeren

Die Rote Johannisbeere ist als Wildling in ganz Eurasien bis in die Hochgebirgsregionen des Himalajas verbreitet. Bei uns kommt sie in zahlreichen Kulturformen vor. Zur Reife gelangen die Beeren fast überall im Juni, zum Johannistag. Sie enthalten reichlich Vitamin C.
Aus naturheilkundiger Sicht kann die Johannisbeere überall empfohlen werden, wo ein Mangel an Kalzium, Phosphor und Vitaminen besteht.
Die Schwarze Johannisbeere hat einen außergewöhnlich hohen Gehalt an Vitamin C (170 bis 190 Milligramm auf 100 Gramm), der von keinem anderen heimischen Obst erreicht und nur von der Hagebutte übertroffen wird. Die reifen Beeren sind süßer als ihre roten Verwandten.
Die Beere enthält einen noch nicht gründlich erforschten bakterienhemmenden Wirkstoff, der sich auch im Saft frisch gepresster Zitronen und in Holundersaft nachweisen lässt.

Erdbeeren

Die Gartenerdbeere entstand um 1750 in Züchterkreisen der Niederlande als Bastard einer großfruchtigen Sorte aus Chile und der in Virginia kultivierten Scharlach-Erdbeere. Seitdem sind auf dieser Basis durch vielfältige Kreuzungen etwa vierhundert Sorten entwickelt worden, deren Früchte in Form und Größe erheblich variieren. Trotz ihres Namens zählen Erdbeeren nicht zu den Beeren-, sondern zu den Sammelnussfrüchten.
Die Frucht besteht größtenteils aus Wasser, Vitamin C, Kalium und Zucker, ihr Saft soll sehr blutreinigend wirken. Bei Durchfall oder Nachtschweiß hilft ein Tee aus den zerkleinerten Blättern.

Die Walderdbeere ist ein bescheidenes, bodennahes Pflänzchen, das fast überall vorkommt, aber selten größere Bestände ausbildet. Es wird an seinem Standort meist übersehen. Die winzigen Früchte verströmen ein unvergleichliches Aroma, mit dem sie die Kulturformen der Gartenerdbeere in der Regel weit übertreffen.

Der Gehalt an Vitamin C ist höher als bei Zitrusfrüchten (62 im Vergleich zu 50 Milligramm auf 100 Gramm). Zu früherer Zeit galt die Walderdbeere in der Volksheilkunde als geschätzte Heilpflanze für die Linderung von Gichtanfällen mit heilsamer Wirkung auf die ableitenden Harnwege.

Brombeeren

Die Brombeere ist mit wenigstens dreihundert wildwachsenden Arten und einem Fünffachen an Unterarten über die ganze Erde verbreitet, bisher noch mit Ausnahme der Polarzonen …
Schon im klassischen Altertum wurden die aromatischen Früchte als Nahrungs- und Genussmittel geschätzt, aber auch das Laub wurde zur Teeverarbeitung gesammelt. Die Brombeere ist ein hervorragendes Mittel gegen Durchfall.

Himbeeren

Der Himbeerstrauch gedeiht als Wildling in den Wäldern der nördlichen Halbkugel. Mit etwa hundert Arten besiedelt er überwiegend sonnige Waldränder, Lichtungen und Kahlschläge. Die wohlschmeckenden Beeren wurden schon in der Jungsteinzeit gesammelt, und seit dem Mittelalter befinden sich zahlreiche Sorten mit gutem Erfolg in Kultur.

In der Volksheilkunde sind wasserverdünnte Himbeerlimonade und Himbeeressig, in dem ein Teil des Sirups mit zwei Teilen Weinessig vermischt ist, bei fiebrigen Erkrankungen als Durstlöscher heute noch gebräuchlich. Himbeeren wirken bei Verdauungsstörungen, Depressionen und durch sekundäre Pflanzenstoffe wie Anthocyane bei Krebserkrankungen.

Heidel- und Preiselbeeren

Die Heidel- oder Blaubeere ist ein bis zirka 50 Zentimeter hoch werdender, anspruchsloser Zwergstrauch, der in lichten Nadelwäldern, Heiden und Mooren Mittel- und Nordeuropas wächst. Heidelbeersträucher bedecken mancherorts den gesamten Waldboden. Die kleinen Beeren mit blauen, oft weißbereiften Schalen und violettem Fruchtfleisch werden von Juli bis September reif. Sie färben Hände und Zähne intensiv dunkelblau.
Ihre hauptsächliche Wirkung entfaltet sie bei Durchfallerkrankungen. Äußerlich wirken die Beeren gegen Entzündungen und tragen zur Wundheilung bei.
Die Preisel- oder Kronsbeere bleibt im Wuchs etwas hinter der eng mit ihr verwandten Heidelbeere zurück. Als Standort bevorzugt sie die sandigen Kiefernwälder Norddeutschlands, ist aber auch in Hochgebirgslagen bis zu 3000 Metern noch anzutreffen, wo sie eine winterliche Schneedecke vor dem Erfrieren schützt. Gewöhnlich blüht und fruchtet sie zweimal im Jahr, im Juli und August können die ersten Beeren gesammelt werden, aber die im Oktober reifende zweite Generation wird höher geschätzt, weil sie in der Regel größere und süßere Früchte hervorbringt.
Die Volksmedizin schreibt der Preiselbeere von jeher Heilkräfte zu, die sich auf Entzündungen der ableitenden Harnwege, des Nierenbeckens und der Blase beziehen. Sie enthält Arbutin, eine

auch in den Blättern der Bärentraube enthaltene Substanz, von der diese Heilwirkung ausgeht.

Preiselbeeren bieten weiterhin Schutz vor Geschwüren, sind verdauungsfördernd, cholesterinsenkend und haben eine das Immunsystem unterstützende Wirkung. Frische, ungekochte Beeren oder der Saft von kaltgepressten, nichtkonzentrierten Preiselbeeren sind am besten geeignet.

Ein bis zwei Gläser Preiselbeersaft am Tag, über zwei Wochen getrunken, verändern den pH-Wert des Harns in Richtung basisch (wichtig bei der Säure-Basen-Ernährung) und hemmen die Bildung von Nierensteinen.

Die Beeren sind reich an Zitronen-, Apfel- und anderen Säuren. Das Hauptvitamin ist Vitamin C, die Hauptmineralien sind Eisen und Kalium; die Beeren enthalten aber auch Vitamin A, Magnesium, Natrium, Phenole, Flavonoide und Pektin. Aufgrund ihres Gerbsäuregehalts besitzen sie eine natürliche, verdauungsfördernde Herbe.

Zitrusfrüchte

In Deutschland beträgt der jährliche Pro-Kopf-Verbrauch an Zitrusfrüchten etwa 13 Kilogramm. Es handelt sich dabei ausschließlich um Importware, die überwiegend aus den Mittelmeerländern, Südafrika und den USA stammt.

Auf unbehandelte Früchte achten

Alle Zitrusfrüchte leiden mehr oder weniger unter Schädlingsbefall. Deshalb werden sie im herkömmlichen Anbau mehrmals im Jahr mit Insektiziden behandelt. Nach der Ernte werden die

Früchte durch Laugenbäder geschwemmt, um Verunreinigungen der Schale zu entfernen und die Oberflächen zugleich gegen Pilzbefall zu schützen. Anschließend werden sie luftgetrocknet. Wenn es nötig ist, den Nachreifeprozess zu verzögern, werden die Früchte vor dem Verpacken gewaschen, gebürstet, sortiert, begast und mit einer Wachslösung besprüht, was ihnen eine glänzende Oberfläche verleiht und zugleich die Haltbarkeitsdauer erheblich verlängert. In der Regel sind der Wachslösung Fungizide (pilztötende Substanzen) beigemischt, um hauptsächlich bei Zitronen zu verhindern, dass sie grün oder blau anschimmeln.

Auf diese Weise behandelte Früchte haben vergiftete Schalen, die zum Verzehr absolut ungeeignet sind, gleichviel, ob sie verschimmelt aussehen oder nicht. In Tierversuchen hat sich nämlich gezeigt, dass die giftigen Wirkstoffe zu Wachstumsschäden führen und verminderte Fruchtbarkeit, Leber- und Nierenschäden, sogar Harnblasentumoren verursachen können.

Achten Sie beim Einkauf darauf, dass die Früchte »unbehandelt« sind. Apfelsinen, Mandarinen, Satsumas, Grapefruits, Zitronen, Clementinen, deren Schale nicht glänzt, sind in der Regel auch nicht konserviert. Sie sind auch meist kleiner, da kein künstlicher Mineraldünger verwendet wurde. Erkennen kann man Bio-Früchte bekanntermaßen am Bio-Siegel.

Vitamine und freie Radikale

Viele ältere Semester können sich sicher noch an die Zeiten ihrer Kindheit erinnern, in der eine Erkältung bei den ersten Anzeichen nicht mit Chemie, sondern mit naturheilkundlichen (Haus-)Mitteln behandelt wurden. Eine sichere Maßnahme waren kalte Halswickel und eine heiße Zitrone mit einem Esslöffel Honig vor dem Zubettgehen. Am nächsten Tag gehörten Halsschmerzen und Erkältung meistens der Vergangenheit an. Notfalls ließ man die Prozedur noch ein weiteres Mal über sich ergehen.

Vitamin C heißt das Zaubermittel. Wie stehen Zitrusfrüchte da im Verhältnis zu anderen Lebensmitteln? Nun, zuallererst recht gut. Anders sieht es aus, wenn man etwa Paprika zum Vergleich nimmt, die mehr als das Doppelte an Vitamin C auf die Waage bringt. Oder die Brennnessel sowie die Schwarze Johannisbeere, die mehr als das Dreifache in sich tragen. Lassen wir es dabei bewenden? Aber nein, den absoluten Spitzenreiter stellt eine einheimische Frucht dar, deren Marmelade ich von meinen Eltern unter dem Namen »Hätschebätsch« kenne. Sie hat sage und schreibe das 25-Fache an Vitamin C wie Zitrusfrüchte. Gemeint ist, ja, das Männlein, das da steht im Wald allein, auf einem Bein: die Hagebutte.

Vitamin C erlebt seit ein paar Jahren stärker als je zuvor eine Renaissance, seitdem das Gespenst der »freien Radikale« seine Runden macht. Freie Radikale entstehen im Mikrokosmos unseres Körpers und zeichnen für den Abbau von Zellsubstanzen bis hin zur Zerstörung unserer Gene verantwortlich. Diese freien Radikale sind hochreaktiv; da sie mit ihrem ungepaarten Zustand nicht zufrieden sind, entreißen sie anderen passenden Molekülen ein Atom, oder sie drängen ihnen eins auf. In beiden Fällen entstehen Veränderungen, die zur Kettenreaktion führen können. Die Folgen wären unübersehbar. Man spricht von der Wirkung einer Beschleunigung des Alterungsprozesses bis hin zu der Entstehung von Krebs. Hier kommen nun die Vitamine C, A und E ins Spiel, die diesem Prozess als sogenannte Antioxidanzien entgegenwirken sollen. Man findet sie in den Lebensmitteln, die als Heilmittel bezeichnet werden können: von A wie Apfel bis Z wie Zitrone.

Nüsse

Auch Nüsse sind Obst im weitesten Sinne. Nur Hasel- und Walnüsse sind bei uns heimisch. Alle anderen Arten werden aus tropischen oder subtropischen Ländern eingeführt.

Der jährliche Pro-Kopf-Verbrauch an Nüssen beträgt in Deutschland etwa 4 bis 5 Kilogramm. Dabei sind zahlreiche industrielle Verarbeitungsformen wie Nussschokolade, Pralinen, Marzipan, Nougat, Speiseeis und vielerlei Erzeugnisse des Konditorgewerbes mitgezählt.

Ernährungsphysiologisch gehören Nüsse, die im botanischen Sinne ja Samen sind, zu den wertvollsten Nahrungsmitteln. Die meisten enthalten reichlich ungesättigte Fettsäuren in Form von Öl, leichtverdauliches Eiweiß, Mineralstoffe, Vitamine und Spurenelemente.

Nüsse sind gut für die Verdauung, den Blutkreislauf und die Haut. Walnüsse gelten ebenso als »Gehirnnahrung«: Sie schärfen die Konzentration.

Leider reagieren manche Menschen allergisch auf Nüsse und müssen deswegen auf deren Genuss verzichten. Außerdem haben Nüsse viele Kalorien (bis zu etwa 680 pro 100 Gramm), weswegen man sie maßvoll einsetzen sollte, wenn man auf seine Figur achten will oder muss.

Pflanzliche Vitamin- und Mineralstoffquellen

Die folgenden Abschnitte über pflanzliche Vitamin- und Mineralstoffquellen sowie Lebensmittel, die eine günstige Wirkung auf oder über den Magen-Darm-Trakt haben, basieren auf der Website Pflanzen-Heilkunde.de von Dr. med. Doreen Traub aus Ravensburg.

Die Gesundheit nicht nur des Darms hängt auch davon ab, dass dem Organismus ausreichend Vitamine und Mineralstoffe zugeführt werden. Bei einer ausgewogenen Ernährung mit möglichst naturbelassenen landwirtschaftlichen Produkten aus ökologischem Anbau ist dies in der Regel gewährleistet. Im Folgenden finden Sie eine Auflistung von Nahrungsmitteln, die besonders als Lieferanten für bestimmte Vitamine und Mineralstoffe in Frage kommen. Im nächsten Abschnitt sind Lebensmittel aufgeführt, die die Verdauung günstig beeinflussen und bei Magen-Darm-Problemen hilfreich sind.

Vitamine

- *Vitamin A (Retinol):* Luzerne, Brunnenkresse, Petersilie, Brennnessel, Veilchenblätter, Cayennepfeffer, Paprika, Augentrost, Himbeerblätter, Weinblätter, Löwenzahn, Beinwell, Wegwarte, Holunderbeeren, Weißer Gänsefuß, Ampfer – Avocados, Aprikosen, Mangos, Melonen, Papayas, Pfirsiche, Brokkoli, grüne Erbsen und Bohnen, Feldsalat, Grünkohl, Karotten, Kohl, Kopfsalat, Kürbis, Mandeln, Mangold, Pistazien, Spargel, Spinat, Tomaten, Walnüsse.
- *Vitamin B_1 (Thiamin):* Löwenzahn, Luzerne, Rotklee, Bockshornklee, Weinblätter, Petersilie, Himbeerblätter, Algen, Katzenminze, Brunnenkresse – Haferflocken, Nüsse, Weizenkeime, Buchweizen, Avocados, Bananen, grüne Erbsen, Kartoffeln, Soja (Tofu), Spinat.
- *Vitamin B_2 (Riboflavin):* Hagebutten, Petersilie, Safran, Löwenzahn, Algen, Bockshornklee – Vollkornprodukte, Brokkoli, Spargel, Spinat, Obst.
- *Vitamin B_6 (Pyridoxin):* körpereigener Aufbau im gesunden Darm, enthalten in allen Getreidekörnern; Erdnüssen, Hasel-

nüssen, Buchweizen, Avocados, Bananen, Blumenkohl, Brokkoli, grünen Erbsen, Kartoffeln, Mais, Rosenkohl, Soja (Tofu), Spinat.
- *Vitamin B_{12} (Cobalamin):* Luzerne, Beinwell, Miso (Sojaprodukt), Algen, Katzenminze – Sauerkraut.
- *Vitamin-B-Komplex (allgemein):* Beinwell, Rotklee, Petersilie.
- *Cholin:* Buchweizen, Avocados, Bananen, grüne Erbsen, Kartoffeln, Soja (Tofu), Spinat.
- *Niacin:* Klettenwurzel und -samen, Löwenzahn, Luzerne, Petersilie – Erbsen, Melonen, Pilze, Erdnüsse, Graupen.
- *Vitamin C:* Holunderbeeren, Hagebutten, Brunnenkresse, Kiefernnadeln, Petersilie, Cayennepfeffer, Paprika, Löwenzahnblätter, Wegwarte, Veilchenblätter, Rotklee, Huflattich, Beinwell, Wegerich, Brennnessel, Gelbe Schlüsselblume (Primel), Wermut, Luzerne – Ananas, Äpfel, Beeren, Birnen, Grapefruits, Holunder, Kiwis, Mangos, Orangen, Papayas, Sanddorn, Schwarze Johannisbeeren, Stachelbeeren, Weintrauben, Zitronen, Brokkoli, grüne Blattgemüse (Spinat, Mangold), Kartoffeln, verschiedene Kohlgemüse, Paprika, Rüben, Spinat, Tomaten, Zwiebeln.
- *Vitamin D:* Luzerne, Brennnessel, Pilze. Eine besondere Rolle hat die Bereitstellung im Körper durch Sonnenlicht.
- *Vitamin E:* Brunnenkresse, Luzerne, Hagebutte, Himbeerblätter, Löwenzahn, Algen – Avocados, Oliven, Mais, Sonnenblumenkerne/-öl, Nüsse, Nussöl (alle Pflanzenöle), Leinsamen, Erbsen, Bohnen, Grünkohl, Soja, Fenchel, Paprika, Schwarzwurzel.
- *Vitamin K:* Luzerne, Brennnessel, Algen, Hagebutten – grünes Blattgemüse, Tomaten, Kartoffeln.
- *Folsäure:* grüne Gemüse und Kohl, Salat, Hülsenfrüchte, Kartoffeln, Spargel, Vollkornprodukte, Obst, Nüsse.

- *Biotin:* Blumenkohl, Champignons, Haferflocken, Linsen, Soja.
- *Pantothensäure:* Vollkornprodukte, Milch, Nüsse, Pilze.

Mineralien

- *Kalzium:* Luzerne, Rotklee, Himbeerblätter, Beinwell, Brennnessel, Petersilie, Brunnenkresse, Schachtelhalm, Huflattich, Wegerich, Kamille, Hirtentäschel, Borretsch, Wegwarte, Löwenzahn, Algen – Gemüse, Vollkornprodukte, Haferflocken, Nüsse.
- *Phosphor:* Kümmelsamen, Petersilie, Brunnenkresse, Brennnessel, Vogelmiere, Luzerne, Süßholz, Ringelblumenblüten, Himbeerblätter, Wegwarte, Löwenzahn, Beinwell – Obst, Getreide.
- *Kalium:* Kamille, Beinwell, Huflattich, Brunnenkresse, Brennnessel, Löwenzahn, Luzerne, Schafgarbe, Borretsch, Wegwarte, Augentrost, Minze, Wegerich, Petersilie, Algen – Avocados, Bananen, alle Hülsenfrüchte, Kartoffeln, alle Kohlsorten, Sellerie, Spargel.
- *Magnesium:* Brunnenkresse, Luzerne, Petersilie, Primel/Schlüsselblume, Große Königskerze, Algen, Möhrengrün, Löwenzahnblätter – Bananen, dunkelgrüne Blattgemüse, Brokkoli, alle Hülsenfrüchte, Kartoffeln, dunkelgrüner Kohl, Soja, Tomaten, Kakao.
- *Eisen:* Brennnessel, Löwenzahn, Luzerne, Ampfer, Vogelmiere, Klette, Algen, Große Königskerze, Sauerklee, Sauerampfer, Petersilie, Beinwell, Wegwarte, Brunnenkresse, Fenchel – Hirse, Vollkorngetreide, Schwarzwurzeln (Eisen wird durch Vitamin-C-reiche Kost besser aufgenommen), Hülsenfrüchte.
- *Silizium:* Spinat, Schachtelhalm, Löwenzahn, Brennnessel, Porree, Erdbeeren.

- *Mangan:* Luzerne, Petersilie, Spinat, Brunnenkresse.
- *Fluor:* Brunnenkresse, Spinat, Knoblauch.
- *Kupfer:* Brunnenkresse, Luzerne, Petersilie, Grünkohl, Brennnessel, Spinat, Kohl, Vogelmiere.
- *Schwefel:* Brennnessel, Wegerich, Petersilie, Huflattich, Knoblauch, Brunnenkresse, Große Königskerze, Augentrost, Hirtentäschelkraut, Kohlgemüse (alle Sorten), Salbei.
- *Jod:* Brunnenkresse, Petersilie, Sarsaparilla, Algen.
- *Zink:* Brunnenkresse – Artischocken, Avocados, Hülsenfrüchte (Linsen, Erbsen, Bohnen), Kartoffeln, alle Kohlsorten, Mais, Rüben, Sojabohnen, Spargel, Spinat, Zwiebeln.
- *Selen:* Getreide, Kohl, Knoblauch, alle Knollen, Nüsse, Pilze, Rosenkohl, Spargel, Hülsenfrüchte.

Lebensmittel mit einer günstigen Wirkung auf Magen und Darm

Im Folgenden finden Sie einige ernährungstherapeutische Empfehlungen für den Magen-Darm-Trakt und bei Übergewicht.

- *Verdauungsförderndes Obst und Gemüse:* Ananas, Äpfel, Auberginen, Avocados, alle Beerenarten, Birnen, Datteln, Feigen, Kiwis, Orangen, Pfirsiche, Pflaumen, Quitten, Rhabarber, Rosinen, Stachelbeeren, Weintrauben – Auberginen, Brokkoli, Chicorée, alle Kohlsorten, Karotten, Kartoffeln, Kohlrabi, Lauch, Rettich, Rüben, Sauerkraut, Sellerie, Spargel, Spinat, Topinambur, Zwiebeln.
- *Blähungen:* Kamille, Melisse (jeweils Teezubereitungen) – wasserreiche Obst- und Gemüsesorten (Beeren, Melonen und Südfrüchte, Kirschen, Kiwis, Pflaumen, Tomaten) für eine schnelle Darmpassage; säuerliches Obst (Beeren, Südfrüchte)

für einen höheren Säuregehalt des Magensafts und somit eine bessere Vorverdauung von Speisen.
- *Darmträgheit:* ballaststoffreiches Gemüse und Obst, heißer Tee.
- *Durchfall:* Vitamine B_1, B_6, Cholin; Saisongemüse.
- *Hämorrhoiden:* ballaststoffreiches Obst und Gemüse für eine rasche Passage der Nahrung im Darm; Vitamin C, Rutin, Zink für die Kräftigung des Bindegewebes.
- *Harnwegsentzündung:* Vitamin A (Schutzfaktor der Schleimhäute), vitaminreiches Obst (vor allem Zitrone), Zwiebeln, Knoblauch, Meerrettich, Rettich und Radieschen haben eine gute Wirkung gegen Bakterien und Pilze und sorgen für die Erhöhung des pH-Werts.
- *Übergewicht:* Lezithin (Sojabohnen und andere Sojaprodukte, Samen, Kerne, Keime) sorgt für die Verbesserung der Eiweißverwertung; Vitamin C bewirkt eine Aktivierung der Schilddrüsenhormone.
- *Verstopfung:* siehe Darmträgheit.

Krankheiten, die über Nahrung günstig beeinflusst werden

Mehrfach ungesättigte (Omega-3-)Fettsäuren sind lebenswichtige (essenzielle) Nahrungsbestandteile und müssen dem Körper zugeführt werden. Sie reduzieren unter anderem *Entzündungen*, senken den *Cholesterinspiegel*, wirken der Bildung von *Blutgerinnseln* entgegen und verringern das Risiko von *Herz-Kreislauf-Erkrankungen*. Hierzu gehört vor allem die Alpha-Linolensäure. Sie ist besonders reichlich in fettem Kaltwasser-Seefisch enthalten (Hering, Lachs, Makrele, Thunfisch). Alpha-Linolensäure findet sich in Pflanzenölen (kaltgepresst), etwa in Lein-, Raps-, Soja-

und Walnussöl (Olivenöl enthält weniger hochwertige ungesättigte Fettsäuren).

Ölhaltige Obst- und Gemüsesorten sind Avocados, Feigen, alle Bohnensorten (vor allem auch Soja), Knoblauch, Mais, Samen, Kerne und Nüsse.

Tagesempfehlung: 30 Milligramm Omega-3-Fettsäuren pro Kilogramm Körpergewicht (bei 70 Kilogramm also 2100 Milligramm). Beispiel: 1 Esslöffel (20 Gramm) Leinöl hat 1084 Milligramm Alpha-Linolensäure.

Allizin schützt vor *Herzinfarkt* und anderen *Herz-Kreislauf-Erkrankungen* wie *Arteriosklerose* und *Bluthochdruck*. Es senkt zudem den *Cholesterinspiegel*. Darüber hinaus sorgt es dafür, dass *Umweltgifte* schneller aus dem Körper ausgeschieden werden. Außerdem wirkt es gegen die schädlichen *freien Radikale* (siehe unten).

Allizin enthalten vor allem Zwiebeln, Knoblauch, Lauch, Bär- und Schnittlauch.

Freie Radikale sind stabile Atomgruppen mit spezifischer Struktur innerhalb eines Moleküls. Sie sind kurzzeitig existent, also sogenannte intermediäre Reaktionsprodukte. Sie spielen eine wichtige Rolle bei einer Vielzahl biologischer Prozesse, können aber auch Zellschäden hervorrufen, die beispielsweise zur *Krebserkrankung* beitragen. Ebenso wird ihnen eine Beteiligung an der Entstehung von *Arteriosklerose*, *Leberschäden* durch Alkoholeinwirkung, dem *Lungenemphysem* und der *Alzheimerschen Krankheit* zugeschrieben.

Vitamin C, Vitamin E, Selen und Zink sind sehr bekannte Radikalenfänger. Zu ihnen gehören auch sekundäre Pflanzenstoffe. Zu den wichtigsten zählen:

- *Carotinoide:* enthalten in gelbem und rotem Obst und Gemüse.
- *Lycopin:* roter Farbstoff; zum Beispiel in Tomaten und Wassermelonen.
- *Flavonoide:* enthalten in Hülsenfrüchten, Zwiebeln, Zitrusfrüchten, Beeren, schwarzem und grünem Tee, rotem Traubensaft.
- *Polyphenole:* besonders in der Randschicht von Obst und Gemüse konzentriert (zum Beispiel in Erdbeeren, Walnüssen, Trauben oder Rotkohl).

Den folgenden weitverbreiteten Beschwerden (Auswahl) kann man durch gezielte Ernährungsgewohnheiten vorbeugend begegnen oder ihre Therapie unterstützend begleiten (die empfohlenen Lebensmittel beziehungsweise Nahrungsbestandteile sind jeweils in Stichworten aufgeführt):

- *Akne:* Vitamin A (hemmt die Talgproduktion und übermäßige Hautverhornung); Selen; ballaststoffreiches Obst und Gemüse (Bindung von Giftstoffen im Darm).
- *Allergien:* Vitamin C (Antihistaminikum), viel Gemüse (Verbesserung der Eiweißverwertung und Darmflora), Vitamin E und mehrfach ungesättigte Fettsäuren (Schutz von Hautzellen).
- *Augenbeschwerden:* Vitamin A, Vitamin C, Zink (und andere Spurenelemente).
- *Bandscheibenprobleme:* Vitamin C (Antihistaminikum: nimmt die Schmerzen, die durch »Dauerentzündungen« der gereizten Nerven verursacht werden), Omega-3-Fettsäuren.
- *Brandwunden:* Zink, Vitamin C (aktivieren die Bindegewebsneubildung), Omega-3-Fettsäuren (wichtig für den Cholesterineinbau in neue Hautzellen).

- *Bronchitis:* Vitamin C (Stärkung der Immunkraft), Vitamin A (Schutz und Regeneration von Schleimhäuten), siehe auch Husten.
- *Durchblutungsstörungen:* Scharfwürzige Gemüsearten (Fenchel, Knoblauch, Meerrettich, Paprika, Radieschen, Rettich, Zwiebeln) wirken durchblutungsfördernd, und die Inhaltsstoffe wirken einer Blutplättchenverklumpung entgegen. Cholesterin- und Blutfettspiegel werden gesenkt. Vitamin C, Zink und Rutin verhindern Ablagerungen an den Gefäßen.
- *Ekzem:* Ölhaltige pflanzliche Lebensmittel (Omega-3-Fettsäuren) sorgen für die Bildung von Gewebshormonen, die entzündungshemmend wirken. Proteasenreiche Obstsorten (Ananas, Papayas) zur Zersetzung von Nahrungseiweiß.
- *Erkältung:* vitamin- und mineralienreiche Kost (frisches Obst und Gemüse, Rohkost [Salat], Biokartoffeln mit Schale, Naturreis); saftreiches Obst (Ananas, Äpfel, Beeren, Grapefruits, Kiwis, Mangos, Orangen, Papayas, Pflaumen, Zitronen). Zur Vorbeugung: Vitamin A bewirkt den Aufbau und die Immunabwehr von Schleimhäuten, Vitamin C.
- *Fieber:* immunaktive und gut gewürzte Nährkost (Gemüsebrühe, Paprika, Zwiebel, Knoblauch, Fenchel, Lauch, Rettich, Radieschen mit anderem frischem Gemüse) für einen besseren Appetit und die Desinfektion der Schleimhäute, Vitamin C zur verbesserten Immunabwehr.
- *Frauenleiden:* Kaliumreiche, eiweiß- und salzarme Kost senkt die Beschwerden in den Tagen vor der Menstruation. Vitamin E (bei Nervosität, Müdigkeit, Kopfschmerz, Schlafstörungen). Unterstützend wirkt oft eine spezielle Nährstoffzufuhr: Vitamin A, Vitamin B_6 und Magnesium.
- *Gedächtnisschwäche:* Phosphatidylcholin (wichtigster Bestandteil der Myelinschicht im Gehirn und »Rohstoff« für Nervenreizstoffe/Neurotransmitter), reichlich in Soja enthalten.

Mehrfach ungesättigte Fettsäuren für die Nervensubstanz, Cholesterin wird besser im Körper verwertet.
- *Gelenkbeschwerden:* Mehrfach ungesättigte Fettsäuren lindern Entzündungen. Selen ist einer der wichtigsten Schutzfaktoren vor freien Radikalen, vor allem in Verbindung mit Vitamin E. Bromelain und Papain (eiweißzersetzende Enzyme) sorgen für eine Linderung von Schwellungen. Vitamin C unterstützt die Linderung der Schmerzen.
- *Grippe:* Allizin (Zwiebeln, Knoblauch, Lauch) und Vitamin C zur Stärkung der Immunabwehr.
- *Hautpilz:* Lauchöl (Bestandteil: Allizin) ist pilztötend; Bohnen- und Hülsenfrüchte, Pilze und Rettich sowie vor allem Grüngemüse sind pilzhemmend.
- *Heuschnupfen:* Blumenkohl, Brokkoli und andere Kohlsorten, Gurken, Karotten, Rüben, Rettich, Salat, Sellerie und Zwiebeln für eine herabgesetzte Entzündbarkeit; außerdem alle Beeren, Pflaumen und Pfirsiche.
- *Husten:* frisches Obst und Gemüse zur Stärkung der Immunabwehr; Zwiebeln, Knoblauch, Fenchel, ätherische Öle (Thymian, Eukalyptus, Pfefferminze) zur Schleimlösung und wegen ihrer antibakteriellen Wirkung; Vitamin A und C als Schleimhautschutz.
- *Immunschwäche:* Gemüse mit viel Vitamin A und C zum Aufbau und zur Regeneration von Schleimhäuten. Zink, Vitamin B_6 und C zur Aktivierung der Thymusdrüse; Fenchel, Knoblauch, Radieschen, Rettich und Zwiebeln zur Verbesserung der Milzdurchblutung und zum gesteigerten Lymphfluss.
- *Müdigkeit, leichte:* viel frisches Obst und Gemüse. Bei zu niedrigem Blutzucker: komplexe Kohlenhydrate (in Kartoffeln und allen anderen Gemüsesorten).
- *Rheuma:* Brennnessel, Weihrauch, Birkenrindenextrakt, Teu-

felskralle, Weidenrinde (entzündungshemmende und schmerzlindernde Wirkung); Omega-3-Fettsäuren.

Essen Sie stets mit Genuss und in der Überzeugung, etwas Gutes für sich zu tun, und denken Sie immer daran: Es ist genauso wichtig, wie man isst, wie, was man isst – und bei dem, was man isst, kann uns ein chinesisches Sprichwort eine Brücke bauen: Kein Bein (Gemüse, Obst, Fisch) ist besser als ein Bein (Pilze), ein Bein ist besser als zwei Beine (Geflügel), und zwei Beine sind besser als vier Beine (Schwein, Rind, Ziege, Schaf, Kaninchen und so weiter). Alles freilich unter der Voraussetzung, dass die Produkte natürlich und »giftstofffrei« sind.
Jetzt wissen wir, warum Insekten so gar nicht in einen normalen Speiseplan Eingang finden wollen ... Nur wo, bitte schön, reiht sich da der Oktopus ein? Wie wir sehen, hat auch diese Regel ihre Ausnahmen, genauso wie unser Leben selbst seine hat. Und was wären wir ohne?

Ausklang

So, liebe Leser. Es wird langsam Zeit, sich zu verabschieden. Ich möchte mich bei Ihnen dafür bedanken, dass Sie sich die Zeit genommen haben, mir bis hierhin zu folgen. Es war mir ein Bedürfnis, Ihnen etwas von der wunderbar komplexen und für uns lebenswichtigen Arbeit des so oft unterschätzten Organs Darm vermitteln zu können. Ich hoffe, Sie haben das eine oder andere Neue und Nützliche für sich entdeckt, um es selbst oder unter sachkundiger therapeutischer Leitung anwenden zu können. Ich wünsche Ihnen den Erfolg, den Sie sich ersehnen.

Auch wenn ich hier nur einen Teil der Hintergründe möglicher Krankheitsursachen darstellen konnte: Das dargebotene Wissen und dessen richtige praktische Umsetzung sind und bleiben die Grundlagen für einen gesunden Darm und für ein gesundes Leben.

Sollten Sie noch Fragen haben, können Sie mir diese gern über folgende E-Mail-Adresse stellen:
gesunderdarmgesundesleben@gmail.com

Ich möchte mich an dieser Stelle noch bei all unseren Patienten bedanken, die sich vertrauensvoll in meine Hände, in die meiner Mitarbeiter und vor allem in die meiner Frau Renate begeben haben. Ihr gehört auch das letzte Wort: Danke.

Joachim Bernd Vollmer

Register

Abgeschlagenheit, geistige 199
Abspeckprogramm 193 ff.
Akne 249
Allergien 59, 249
Angina pectoris 207
Antibiotika 144
Äpfel 198 ff.
Apfelessigkur 201
Apfelkur 200
Apfel-Sauerkraut-Kur 201
Arterienverkalkung 40, 199, 207, 248
Atemnot 40
Atemwegserkrankungen 211
Aufbaukost 182 ff.
Augenbeschwerden 249

Ballaststoffe 80 ff., 84 f., 143
Bandscheibenprobleme 249
Bauchübungen 169 f.
Beerenobst 235 ff.
Blähungen 207, 246
Blei 75
Blinddarm 25 f.
Blutarmut 205
Bluthochdruck 40, 248
Blutreinigung 208
Brandwunden 205, 249
Bronchialasthma 205
Bronchien 207
Bronchitis 250
Brotaufstrich aus Linsen 230

Cadmium 75
Candida albicans 36 ff.

Chinarestaurant-Syndrom 55
Cholesterinspiegel 247 f.
Chronische Erkrankungen 13 f.
chronische Vergiftung,
  Symptome 74
Colitis ulcerosa 198
Colon-Hydro-Therapie 166 ff., 215
Cystein 62 f.

Darmbrückenernährung 185 ff.
Darmflora 136 ff.
Darmhirn 132 ff.
Darminfektionen 207
Darmparasiten 205, 210
Darmträgheit, siehe Verstopfung
Darmverschluss 33, 84
Diabetes 41, 46
Diät 83
Dickdarm 26 f., 57
Dünndarm 22 ff.
Durchblutungsstörungen 250
Durchfall 126, 183, 207, 247

Einläufe 168 f.
Ekzem 250
Entgiftung 51
Entzündungen 204, 211, 247
Enzyme fürs Brotbacken 62
Erkältung 211, 250
Erkrankungen, psychosomatische 105 ff.
Escherichia coli 63, 65
EUFIC (EUropean Food Information Center) 71 f.

Fasten 155 ff.
– und Diäten 161
– Wirkungen 164 f.
– Zeitpunkt 159
Fäulnis 93 f., 97 f.
Favismus 104
Fieber 204, 250
Fleischesser 20, 85
Frauenleiden 250
Freie Radikale 248

Gallensäure 141
Gärung, alkoholische 86, 97 f.
Gedächtnisschwäche 250
Gelenkbeschwerden 251
Gelenke, Überlastung 40
Gemüse 219 ff.
– Bioware 223
– im Glas 224, 226 f.
Gentechnik 63 ff.
Genussgifte 92
Geschmacksverstärker 54 ff.
Geschwüre 205
Gicht 199, 208
Gichtanfälle 40
Glutamat 54 ff.
Grippe 251

Hämorrhoiden 33, 247
Harnwegsentzündung 247
Hautleiden 204
Hautpilz 251
Haysche Trennkost 101 ff.
Hefepilzerkrankung 37
Herzbeschwerden 40
Herzinfarkt 199
Herzinsuffizienz 208
Herz-Kreislauf-
   Erkrankungen 247 f.
Herzversagen, plötzliches 40
Heuschnupfen 251

Honig 201
Honigkur 205
Hülsenfrüchte 228 ff.
Husten 251
Hyperaktivität 59

Immunschwäche 251
Immunsystem 37, 141, 208

Kartoffeln 216 ff.
Kauen 19 f.
Kernobst 230 ff.
Knoblauch 207 f.
Knochenentkalkung 59
Kolostrum 88
Kombucha 190 f.
Konstitutionstypen 113 f.
Körpergeruch 130
Körperhaltungstyp 94 f.
Kräutertee 190
Krebs 207
Kreislaufstörungen 208
Küchenzwiebel 208 ff.
– ätherische Öle 209
– Wirkung 210 f.
Kuhmilch 87 ff., 139

Lapacho-Tee 192
Lebensmittel, für den Darm
   günstige 246 f.
Leberverfettung 40
Leberzirrhose 86
Lieblingsessen der Deutschen 100
Light-Produkte 39

Magen 20 f.
Milchprodukte 93
Milchsäure 59
Milchsäuregärung 87
Mineralienquellen,
   pflanzliche 245

Mononatriumglutamat siehe Glutamat
Morbus Crohn 198
Müdigkeit 251
Mutter-Kind-Beziehung 109
Muttermilch 87 ff., 139

Nahrungsergänzungsmittel 146 ff.
Nahrungsmittel
– mit Heilwirkung 197 ff.
– Säurebelastung 174 ff.
Natriumacetat 59
Nervenerkrankungen 199
Neurodermitis 110 f.
Nickel 75
Nierenschwäche 40
Nüsse 242

Obstipation, chronische 28

Pilze 35 ff.
Pilzerkrankungen 36 f.
Probiotika 136
Pu-Erh-Tee 193

Quecksilber 75

Reis 213 ff.
Reisschleimkur 159
– mit Apfelkompott 215
Rheuma 199, 252
Rohkost 52
Roibusch-Tee 192

Säure-Basen-Haushalt 173, 178
Schimmelpilze 37
Schlaflosigkeit 205
Schlaganfall 40
Schuppenflechte 205
Schwarzwälder Kirschtorte, Inhaltsstoffe 66 f.

Schwermetalle 75 f.
Semivegetarier 99, 151
Serotonin 129, 132
Speiseröhre 20
Steinobst 232 ff.
Stoffwechselschlacken 172

Tagesablauf regulieren 48 f.
Tiefkühlkost 222
Triphosphate 59
Tryptophan 64

Übergewicht 40 f., 247
– Folgen 43 ff.
Umami 55

Vegetarier 20, 85, 99
Verdauung 18 ff.
– regelmäßige 47 ff.
– Regeln 51 f.
Verdauungsprobleme 86
Verstopfung 13 f., 30 ff., 38, 207, 247
– chronische 32, 126
– Ursachen 33
Vitaminquellen, pflanzliche 243
Vollwerternährung 179 ff.

Wassersucht 211
Weißmehlprodukte 46
Wirbelsäule, Überlastung 40
Wunden, eiternde 205
Wurmfortsatz 26, 144

Zitrusfrüchte 239 ff.
Zusatzstoffe 63
– Wirkung 54
Zwiebel siehe Küchenzwiebel
Zwiebelsirup 212
Zwölffingerdarm 22